PÉTER ESTERHÁZY

Bauchspeicheldrüsentagebuch

Aus dem Ungarischen
von György Buda

Hanser Berlin

Die ungarische Originalausgabe erschien 2016
unter dem Titel *Hasnyálmirigynapló* bei Magvető, Budapest.

Übersetzer und Verlag danken Júlia Tóth-Czifra, Péter Esterházys Lektorin,
die bereitwillig und liebenswürdig viele Fragen beantwortete.

1 2 3 4 5 21 20 19 18 17

ISBN 978-3-446-25544-9

Satz: Greiner & Reichel, Köln
Druck und Bindung: CPI books GmbH, Leck
Printed in Germany

Bauchspeicheldrüsentagebuch

Sonntag, 24. Mai 2015

Krebs, das ist das richtige Anfangswort, wenngleich es nicht sofort fiel, gar nicht so bald, wobei ich nicht denke, die Ärzte hätten das Wort gemieden. Ich war es ja sogar, der heiter danach fragte. Ein wenig in der Art, wie ich es in *Esti* tat, dort hatte ich über Szebenis Krankheit phantasiert. Es künstlerisch gefasst. Ich will mir das jetzt nicht anschauen, erst später einmal, bin neugierig, wie ähnlich meine Reaktion jetzt ausfällt. Ende April zeigte sich ein leichter Schmerz, wie ich mich erinnere, unterhalb der rechten Rippen. Oder der linken? Ich beschäftigte mich nicht damit. Dann stellte man die Diagnose: Bauchspeicheldrüsenkrebs, mit Metastasen in der Leber. Aber es hatte schon im Herbst kurz stechende Schmerzen gegeben. Da achtete ich auf die Schmerzen, und ich machte mir auch Notizen. Ich schrieb sogar das Wort Bauchspeicheldrüse nieder, allerdings mehr oder minder zufällig, das heißt unschuldig. Ich habe immer Zettel zur Hand, um alles jederzeit notieren zu können, aber ich bin kein (richtiger) Tagebuchschreiber. Ein Tagebuchschreiber würde das Datum überprüfen, er würde den Tag mit allem Drumherum festhalten. Als ob mich nur das Unheil zum Tagebuchschreiber gemacht hätte. Wie es auch im Fall der *Verbesserten Ausgabe* geschehen war. Ich versuchte, versuche, das Unheil am Schlafittchen zu packen. Es unter das Joch der Sätze zu zwingen. Das Joch der Sätze – ja, das Unheil zeigt sich in diesen Bildern.

Ich will mir nichts ausmalen, werde mir aber Vorstellungen machen. Ich muss auch noch Devecseris Buch anschauen, *Ahasfelmetszés előnyei* [Über die Vorteile des Bauchaufschlitzens]. Gestern hatte ich danach gesucht, es aber nicht gefunden. Vielleicht Herrndorf, er hat auch so ein Sterbebuch. Und

Brodkey. Harold Brodkey: *Die Geschichte meines Todes*. Nicht als würde ich sterben, oder als wäre mir das in Aussicht gestellt. Noch ist nichts in Aussicht gestellt.

Dienstag, 2. Juni 2015

Von Mittwoch bis Sonntag in Berlin. Ich wollte und ich hoffte, Notizen machen zu können, dieses Tagebuch fortlaufend zu schreiben, doch habe ich keine einzige Zeile geschrieben. Ich hing herum, es gab einen Abend bei Gauck im Schloss Bellevue, ein Kulturabend mit dem Thema Übersetzen. Ich absolvierte mit Mora ein Pas de deux, unter, nach den intelligenten Peitschenhieben des Dompteurs Denis Scheck.

Ich müsste mich an das Thema halten, mich an der Bauchspeicheldrüse festhalten. Die Situation nervt, sie erinnert mich an die *Verbesserte*, hier wie dort dieser ärgerliche Zwang zum Realismus. Dass nicht nur Dinge Legitimität besitzen, ja, dass nicht nur die genehmigt werden können, die *wirklich* (kursiv!) existieren, sondern dass ausschließlich diese von Interesse sind. Die Wirklichkeit als ästhetischer Maßstab – wer hat so etwas je gehört!

Ich habe eben Frau Dr. D. gesprochen, die, man könnte sagen, unerwartet meine Internistin geworden ist und die meine Blutverdünnungsgeschichte schon seit Jahren überwacht. Eine nette, gestrenge Frau. Ich wollte ihr berichten, was ich bisher erfahren hatte, doch sie war schon informiert, sie wusste alles, alles das, was ich bisher erfahren hatte. Nur wusste sie das Alles vielleicht anders, sie verstand es besser. Ich begriff diese Dinge ziemlich langsam. Begreife sie langsam.

Ich betrachte meine berühmte ontologische Heiterkeit (ein Ausdruck von Miklós Mészöly). Noch sehe ich sie nicht angegriffen. Nicht einmal in Bezug auf mich selbst. Ziemlich viel »noch« – ich bin ein vorsichtiger Draufgänger. Ich stehe am Anfang des Endes, könnte ich witzeln (blödeln, schrieb Ursula März, die ich sehr mag, über die *Mantel-und-Degen-Version*; das tat mir nicht wohl).

Ich versuche mich daran zu halten, diese Notizen im Gegensatz zu meiner Gewohnheit nicht umzuschreiben, nicht nachträglich zu redigieren, sondern so, halb ungekämmt stehenzulassen. Das hängt auch davon ab, wer sie in die Maschine schreibt. Werde ich das tun, dann schmiere ich sicher hinein, ich verfahre so, wie mit einem Text verfahren werden muss. Bis dorthin: Schreibe Gedicht, wie kommt.

Ein Zeichen, nennen wir es ein Zeichen, wiewohl ich nicht darauf kam, es könnte ein Zeichen von irgendetwas sein, das erste Zeichen gab es vor einem Monat (das im Herbst hatte ich vergessen), am 2. Mai schrieb ich in mein Notizbuch: Bauch, gering erhöhte Temperatur, den ganzen Tag gelegen. (Das bezeichne ich nicht als Tagebuch. Das ist nur eine Erinnerungsnotiz. Das Tagebuch erinnert nicht, es vergegenwärtigt.) Das ganztägige Liegen im Bett hat mir gutgetan, ich erinnere mich. Als hätte ich die Schule geschwänzt und dazu nicht einmal meiner Mama etwas vorspielen müssen, die 37,2 auf 38 hochtreiben, ich konnte auch so im Bett bleiben. Um mir solche Dinge zu gestatten, bin ich schon seit gut fünfunddreißig Jahren meine eigene Mama geworden. In dieser Eigenschaft bin ich nicht besonders nachgiebig, aber ich kann mir gegenüber schon weich werden. Wie das meine richtige Mama auch konnte. »Doch gibt es neben den Ähnlichkeiten noch andere Unterschiede.«

Einem plötzlichen Entschluss folgend lief ich mit dem Heft aus meinem Zimmer, um das bisher Geschriebene vorzulesen.

Das Verlangen, es zu zeigen, wie seit Jahrzehnten. Der Text ist ein Text ist ein Text, einerlei, ob es sich um ein persönliches Bekenntnis, um einen Bericht handelt, es existiert als Text und kann als Text zur Kenntnis genommen werden; so sinnierte ich: Das ist nicht ganz richtig, manchmal können hinter oder unter einer unbeholfenen (amateurhaften) oder einer nicht mehr kontrollierten (Todesnähe) Formulierung wichtige Botschaften stecken, über das Leben und über die Leben, über Endlichkeiten und Unendlichkeiten.

Mit einem Wort, ich hätte Gitti überrannt, wie gewohnt, sie möge sich das sofort anhören, sagen, wie es ist, dabei wollte ich nur hören, ob es gut ist. Nein, ich wollte hören, dass sie sagt, es ist gut. Sie war aber eingeschlafen, sie lag auf dem größeren Sofa, zugedeckt mit diesem roten, gestrickten Etwas, ich sah ihr Gesicht, es zeigte nicht die Leichtigkeit des Ruhens, sondern etwas Schweres. Vielleicht noch nicht mein Schweres, sondern nur … ich weiß es gar nicht, vielleicht, dass wir alt geworden sind, und da braucht man am Nachmittag ein Schläfchen. Wie es im Ungarischen scherzhaft heißt: Der Eifer hat sie übermannt. Ich schlich leise zurück.

Ich ging hinaus, in den Garten. Gitti hatte gestern wieder Streit mit dem Nachbarn. Ich will nicht ins Detail gehen, das hatte mich eigentlich nie interessiert, und jetzt interessierte es mich noch weniger. Ich hatte mich »in dieser Sache« nie besonders mannhaft verhalten. Sag schon.

Mittwoch, 3. Juni 2015

Vor der heutigen Konsultation (Unterhaltung) wollte ich unbedingt die Anfänge aufschreiben, doch die Zeit verrann gestern schon und heute Morgen wieder, wie das neuerdings immer der Fall ist. Ich war noch nicht auf mein Arbeitstempo eingestellt. Ich musste los, zur Onkologie in der Kékgolyó-Straße. Die Angst holte mich ein. Furcht, Aufregung. Wie wird es sein. Welche Entscheidungen muss ich treffen. Die gestern erwähnte ontologische Heiterkeit erscheint heute, abgesehen davon, dass sie spurlos verschwunden ist, aber auch sowas von irrelevant. Wenn sie also weg ist, ist sie weg, und wenn sie da ist, zählt es nicht. Und außerdem das Übliche: Ob ich mir Einfälle wie onkologische Heiterkeit nicht lieber versagen sollte.

Ich bin aufgeregt wie vor einer Prüfung. Wie vor einem Auftritt. Preisverleihung. Der Bauchspeicheldrüsenorden der Großen Onkologischen Verdienstmedaille. Bisher diente der Große Arschorden als gehobenes Medium des Scherzes. Halt. Ich muss gehen.

Ich bin angekommen. Mein Termin ist um 12, jetzt ist es 11 Uhr. Meine Nummer lautet 77. Ein Korridor. Jetzt kommt eine Frau um die fünfzig heraus. Sie spricht ins Leere, spricht zu allen oder zu ihrem Bekannten neben mir oder zum Unbekannten: Das ist doch unglaublich! Ich muss diese Scheiße noch ein Jahr lang nehmen! Ich habe gedacht, ich bin fertig, für Juli haben wir schon den Urlaub gebucht.

Ich schreibe, was ich höre. Muss ich jetzt alles notieren? Was ist das Alles? Das ist die erschreckende Frage des Tagebuchschreibers, auf die es keine Antwort gibt.

Vorhin hat einer der Arbeiter auf dem Hof seinem Freund etwas nachgerufen, der Freund wendete sich grinsend um: Ich höre Laute, sehe aber niemanden. Als ich nach einigen Schritten bei ihnen war, sagte auch ich grinsend: Ich höre Laute, sehe aber niemanden? Sie nicken, ja. Gutgelaunte Typen im Reich der Lustlosigkeit. Das ist gut, das kaufe ich, sage ich ihnen. Sie verstehen es nicht, scheinen es aber in Ordnung zu finden … also im Wesentlichen: mich.

Als wäre ich schuldig. Ich spüre diesen Druck auf dem Herzen und im Magen. Und dann würde hier mein Urteil gesprochen? Eine ziemlich platte Empfindung. Sie wird auch durch die Kafka-Interferenzen nicht besser. Einerlei, sei es, wie es sei. Ich sitze auf dem überfüllten Gang mit den anderen Verurteilten. Jetzt fällt mir noch das Fegefeuer ein, ich glaube, wegen des Wartens.

Kann sein, dass ich um 1 doch noch anklopfen muss, es haben nicht alle einen Termin. Jetzt müsste ich aufpassen, mich erinnern, was war und was ich wie vortragen sollte. Ich bin aufgeregt, befürchte, *jetzt* etwas zu verderben. Wie gern wäre ich ein Kind – fällt mir gerade rechtzeitig ein –, dem die weisen, alles wissenden Erwachsenen sagen, was es tun müsse, und es zugleich beruhigen, es werde schon gutgehen, es sei schon gut. Dabei ahne ich, es ist nicht gut und ich werde jetzt erfahren, wie ungut es ist. Das Ausmaß und die Beschaffenheit des Übels.

Bis dorthin unterhalte ich mich, wie sich kranke Pensionisten unterhalten. Seit 2009 Dickdarmkrebs, fünfundsiebzig Behandlungen, keine Infusionen mehr, Tabletten. So viel konnte ich in Erfahrung bringen. Aus ihnen herausholen.

Freitag, 5. Juni 2015

Der gestrige Tag ist ausgefallen, ich mag das nicht, ich würde den Ereignissen gern folgen, mit Worten, wenn auch nichts geschieht. (Klagen des armen kleinen Tagebuchschreibers.) Ich war eben im Margit-Spital, bei meiner lieben Ärztin D., ich signierte ihr ein Buch mit einem eher schwachen Widmungstext, nämlich »noch am Leben«. Möge sie es nicht missverstehen, es war nicht so gemeint, dass ich trotz ihrer Behandlung noch am Leben bin. Ich kann mit ihr gut über alles reden. Sie macht sich so schön Sorgen, wie eine Mutter. Es fällt mir schwer zu glauben, dass es um mich geht, sage ich ihr. Mir auch, sagt sie.

Und, dass zum Beispiel die Bauchspeicheldrüsenenzyme noch im März ganz in Ordnung gewesen seien. Und überhaupt, keine Anzeichen. Mir geht es auch jetzt gut. Wenn ich es sehr darauf anlege, kann ich unter den rechten Rippen etwas spüren.

Ich muss aufhören, ich gehe zum Liszt-Ferenc-Platz, ich soll signieren. Das schreibe ich schon hier, im Büro der Buchhandlung der Schriftsteller. Kann es sein, dass ich das gar nicht tun sollte, über das Schreiben schreiben, sondern strikt nur über die Bauchspeicheldrüsenfee?

Dienstag, 9. Juni 2015

Es ist drei viertel 7 am Morgen. Ich sollte mich um viertel 8 hier einfinden, in der Kékgolyó-Straße. Ich bin früher eingetroffen, sitze auf einer Bank, unter sogenannten schattenspendenden Bäumen, wie in einem gemütlichen Hain. Vereinzelt kommen Leute. Mir gegenüber eine im weißen Mantel, eher Ärztin als Schwester, sie liest. Ich habe sie gegrüßt, sie hat den Gruß nicht erwidert. Ich weiß nicht, ob ich für einen ganzen Tag hier bleiben muss oder ob ich schon heute nach Hause kann. Schlussendlich weiß ich gar nichts.

Ich habe Angst. Oder ist das Furcht? Die Bauchspeicheldrüsenfee sagt mir, hier könne ich meine Heiterkeit einpacken. Dass die Kommunisten auch durch das Lachen besiegt wurden, durch das Auslachen, und dass das auch mit dem Krebs funktioniere, entgegne ich. Die Heiterkeit ist des Herrn, sagt sie. Und weiter, ich möge mein Leben radikal über-, durch- und neu denken. Das verstehe ich und auch wieder nicht. Ich mache mich auf, es ist sieben Uhr. Mein Magen ist schwer. Was kommt auf mich zu.

Nach einer unbeholfenen Suche fand ich schließlich das Schwesternpult. Ich stand schon mehrmals vor einem »Tor zum Gesetz«, doch zum Glück nicht ausdauernd. Hier wurde ich dann freundlich aufgenommen. Blutabnahme, ging glatt, leicht. Ich musste das Blut ins Labor hinüberbringen. Ich erkundigte mich bei sage und schreibe vier Personen, bis ich es endlich fand. Meine Intelligenz reichte gerade noch.

Ein Mann hielt mich an, er wollte mir die Hand schütteln. Tränen schossen ihm in die Augen, als er mir gute Gesundheit wünschte. Sie sagen es am richtigen Ort, antwortete ich mit der gewohnten imbezilen Heiterkeit.

Ich darf heiter sein, aber nur nebenbei. Wissend, dass es nicht zählt. Nur so heiter sein – wenn es geht. Siehe die späte, herzverkrampfende Fröhlichkeit um jeden Preis bei István Eörsi.

Zurück aus dem Laborgebäude. Die Putzfrau sieht mich an, wer sind Sie, ich kenne Sie. Ich bin versucht, affig zu reagieren, ja, das möchte ich auch wissen, wer ich sei. Übrigens ist das nicht wahr. Könnte jetzt gerade das vonnöten sein: die Selbsterkenntnis? Wieder kommt mir die *Verbesserte* in den Sinn: dass ich zu etwas gezwungen werde, in dem ich nicht gut bin. Wäre das die Bedingung einer ultimativen Erneuerung? Das ist grinsend auszusprechen, minimo calculo ironisch. Es ist so etwas wie »tief« sein.

Zurück zur Putzfrau. Ich sage meinen Namen, flüstere beinahe, bescheiden, wie ein hochmütiges Veilchen. Darauf sie: Was sind Sie doch für ein guter Schriftsteller! Das sagt sie so natürlich, so einfach, als lobte sie eine Erbsensuppe. Sie fragt, zu wem. Ich sage den Namen. Die ist gut, ein bisschen grob, aber die ist die Beste, ich bin fünfzehn Jahre hier und weiß, was ich weiß. (Sie ist jetzt eingetroffen, hat relativ freundlich gegrüßt. Trägt Bermudas, vielleicht deshalb. Ich vertraue ihr.)

Krankheit als Metapher, Sontag, das lese ich hier auf dem Gang. Wie kristallklar! Ich will das später exzerpieren. Schade, dass wir uns nicht näher kennengelernt haben. Zugegeben, es gab keine gemeinsame Sprache.

Mittwoch, 10. Juni 2015

Ich habe hier geschlafen, gut, in einem Zweibettzimmer. Gestern Biopsie. Die Frau Doktor. So ein liebes Gesicht wird an keiner Universität gelehrt. Ich habe etwas zum Verzögern der Darmbewegung bekommen, weil sie zu stark ist. Meine Gedärme tanzen. Ich plane die Route, sagt sie. Die Route der Nadel. Sie gibt kein Schmerzmittel, weil das allein schon so schmerzlich wäre wie das, wogegen es gegeben wird.

Wie die Nadel durch die Bauchwand geht, da gibt es Schöneres. Überhaupt, das gilt für das Ganze. Es ist nicht sehr schlimm, aber es ist schlimm. Zwanzig Minuten. Dann schieben sie mich hierher zurück. Ich soll ruhen, lautet die Anweisung. Seit vier Uhr Sturm, Regen, Dunkelheit – kleine Golgatha-Paraphrase.

Was ich jetzt schreibe, langweilt mich ein wenig, was nicht gut ist. Gestern habe ich Sontag gelesen, Stellen unterstrichen. Ich werde es dann exzerpieren. Vielleicht nicht hier hinein, sondern in das schwarze Moleskine-Heft.

Beim Nachbarn ist die Biopsie nicht gelungen, sie muss in 2, 3 Wochen wiederholt werden. Ist halt so, sagt er resigniert. Wir unterhielten uns über das Angeln (er hatte schon ein 30-Kilo-Wasauchimmer gefangen) und über Autos. Er hatte einen Moskwitsch, der ihm fast sofort auseinandergefallen war (er erzählte detailliert, was alles, Kolben, Motordingsbums), und danach war alles voll in Ordnung.

Er ist gut sechsmal operiert worden, hat jetzt einen Ausgang zur Seite. Er streichelt das Säckchen ständig. Wenn es warm ist, löst sich dort irgendetwas ab, was, das habe ich nicht genau verstanden, vielleicht die Klebestellen. Jetzt zieht er sich an, weil er gehen darf, ein gutgebauter Typ, ein Jahr jünger als ich. Durch seine Unterhose ist die Windel zu sehen, zu ahnen, würde ich sagen.

Er erzählt, wie oft er schon Chemo bekommen hat, seine Venen sind schon ganz verbrannt. Dort wird nichts mehr gegeben und genommen, bemerkt er wie ein übermütiges Kind, das jemandem einen tollen Streich gespielt hat, wem, also das wird nicht angegeben.

Gestern hatte es gewaltig geblitzt, ich hatte keine metaphysischen Vorstellungen, wobei ich dem Nachbarn sagte, er scheint zornig zu sein. Er antwortete nicht (der Nachbar).

Möglicherweise muss ich eine andere Perspektive wählen, ich bleibe wieder kleben beim Schreiben. Es stört mich ziemlich, dass die »Güte« dieses Textes von den Lebensaussichten seines Autors abhängig ist. Was ist das wieder für ein Satz. Dann also neu: Dieser Text ist dann zugkräftig, wenn ich an meiner Fee sterbe. Wenn ich schon weit weg bin, teurer Leser, während du das liest. Welch unfairer Vorteil, so arbeiten zu können. Und mein Tod wandelt sich so zu einer koketten Idee.

Und wo, zum beschissenen Henker, bleibt wieder die Tragödie? Na, sie wird schon irgendwie hereinsickern. Auch das ist wie so vieles beim Schreiben, man kann nicht wollen.

Am Morgen haben sie mir Blut abgenommen, ich muss das Ergebnis abwarten. Hierzu (zu diesem Satz) fällt mir ein: Ich muss mich trauen, monoton, langweilig zu sein. Ob die aufeinandergeschobenen Lagen von Langeweile etwas anderes ergeben? Etwas Fatales? Das unaufhaltsame Ende, das sich aus diesen kleinen, unbedeutenden Stücken zusammenfügen würde, Blutabnahme, die Peristaltik verlangsamende Medikamente, Krankenhausgeruch, Warterei, Gereiztheit, Müdigkeit, Lustlosigkeit, Schrille und Venen?

Ich sitze nur hier und warte auf den Befund. Weder lesen noch schreiben noch nichts. Na, das müsste vermieden werden. Mit einem Wolfshunger sich zu Tisch –

Sonntag, 14. Juni 2015

Schon wieder sind Tage ohne Notizen verstrichen. Dass ich nicht mit dem Brief an die Kinder fertig geworden bin, ist ärgerlich. Bevor, jetzt kommt …

Mittwoch, 17. Juni 2015

Tage sind verstrichen, usw.

Heute Morgen kam ich in die Kékgolyó-Straße, um die Chemo zu beginnen. Ich schreibe das ungern so. Richtig heißt es Chemotherapie. Sonst klingt es verniedlichend.

Ich warte auf den Cocktail, darauf, dass wir anfangen. Vorher war ich bei der Frau Doktor. Ein Albtraum, sage ich und meine damit die Menschenmenge auf dem Gang, was sie beinahe beleidigt. Wieso, mussten Sie vielleicht lange warten? Nein, ich klage nicht. Aber Sie sagten doch, ein Albtraum. Wie eine Lehrerin, die sagt, ich drücke mich unklar aus. Aber ich mag sie. Sie gibt mir das Gefühl, dass sie etwas davon versteht, dass sie mich, wenn auch nicht unbedingt persönlich, aber doch heilen wird. So in der Art.

Davor hatte mich jemand angesprochen, er war Automechaniker bei den Kovács. Ja Scheiße, mir haben sie einen künstlichen Ausgang verpasst, Scheiße, und was hast du? Bauchspeicheldrüse? Auweh, Scheiße, das ist aber beschissen. Darüber mussten wir laut lachen. Die viele Scheiße tat mir wohl. Als redeten wir von der Lebenskraft. Ich musste mich weiter weg stellen, hörte noch, wie er erzählte, wer ich sei, ja, ja, der Bruder vom Marci. Dann sagte er noch mit einem Stilbruch, eine total normale Familie.

Gestern habe ich Daisy mit meiner Krankheit überschüttet. Sie nahm es gelassen auf. Dass sie schon das letzte Mal gesehen habe, dass etwas nicht in Ordnung sei. Kati H., die ich gestern auch besucht hatte, bei der ich mich aber ausschwieg, sagte, wie gut ich jetzt aussehen würde, bei der Buchwoche aber hätte ich wie gerädert ausgesehen, sie habe schon gedacht, mir fehle etwas. Aber, ich bitte dich, meine Liebe.

Ich habe auch Szüts' Verdacht zerstreut. Er zeigte mir wunderschöne Bilder und gab mir auch das Buch mit den Bildern, auf das, in das ich schreiben sollte. »Es wird einmal«-Texte.

Und am Sonntag habe ich mit dem Ganzen, mit meinem Ganzen die jungen Hunde überschüttet (wie viel des Schüttens!).

Erinnerungen anhalten, es beginnt. Sie fanden erst beim zweiten Mal eine Vene, jetzt rinnt der Saft schon in mich. Der entsprechende nummerierte Satz aus der *Harmonia Cælestis* kann hier eingefügt werden. »Kommt nur, *libuskáim*, meine Gänslein«, vertilgt den – Türken. Auf dieser ersten Flasche steht NaCl. Natriumchlorid. Möglich, dass es nur gegen den Brechreiz wirkt. Auf den anderen, den wartenden, steht schon mein Name, sie sind personalisiert. Den Antworten der Schwester entnehme ich, dass dies die »heftigen« Cocktails sind. Und werden mir die Haare ausfallen? Oh, das wird Ihre geringste Sorge sein.

Irinotecan Kabi 330 mg (16,5 ml)
Oxaliplatin Teva 150 mg (30 ml)

Leucovorin 880 mg (80 ml)
5-Fluorouracil Accord 800 mg (16 ml)

Ja, die sind gegen den Brechreiz und schützen den Magen. Die schweren Truppen, täuschen wir uns nicht, meine Truppen, kommen erst danach. Die ich oben aufgelistet habe.

14.23 Uhr: Jetzt geht's los. Hydrochlorid-Trihydrat hat sich im Mittelfeld den Dings erobert und schwungvoll – na ja, lassen wir das, das dient nicht dem Heil der Nation, von den hehren Zinnen des Stils und der Gedanken ganz zu schweigen. Und trotzdem spüre ich eine aufgeregte Fröhlichkeit, wie seinerzeit vor einem Fußballspiel.

Und die Nierenschale habe ich zurückgewiesen, ich würde sie vielleicht nicht brauchen. Es hieß, man könne mir etwas verabreichen, wenn mir Rotz und Tränen allzu sehr flössen, doch das würde Schmerzen verursachen. Weshalb ich da noch immer fußballerisch locker bin, weiß ich nicht.

Noch am Vormittag hatte eine blasse Dame hereingeschaut, sie sei die seelsorgerische Mitarbeiterin des Krankenhauses, ob ich irgendwelche Beschwerden hätte. Nein, sagte ich freundlich. Ob sie mir irgendwie helfen könne. Danke, nein. Sie streichelte meinen Fuß durch die Decke. Es fiel mir schwer zu entscheiden, war das christliche Routine oder das, was es darstellte: eine rührende freundliche Geste. Die Tür stand noch offen, als ich ihr nachrief, doch, Sie können helfen! Sie hörte mich nicht, zog die Tür zu, so sanft, wie meiner Erfahrung nach niemand im Krankenhaus. Ich sprach zur geschlossenen Tür: Sie können helfen, meine Teure. Beten Sie für mich. Ich sagte der Tür weiter: Das Verb »beten« folgt im Ungarischen einer besonderen Konjugation! Himmelarsch!

Es tröpfelt. Zugegeben, man ist einigermaßen gespannt. Ich will mich bei diesem Kabi nicht anbiedern, doch möchte ich ihn wissen lassen, wir stehen auf derselben Seite. Vielleicht bin ich wegen der schwarzen Turnhose, ein Geschenk von Marci, so fußballerisch keck. »Dies jedoch sollte nicht zum Leichtsinn verführen.« Eine halbe Stunde ist verstrichen, und das Übel ist noch nicht erschienen. Komm, Übel, auch du wirst gebraucht.

Schade, dass die seelsorgerische Mitarbeiterin das nicht gehört hat, jetzt würde sie gerade für mich beten. Wobei es ihr auch selbst einfallen könnte. Die Tür hat es jedenfalls gehört, vielleicht betet sie.

Also der Sonntag – ich schreibe ihn auf, bevor das Übel kommt, wenngleich ich mich lieber hingefläzt hätte, mit dem Wochenblatt »ÉS«. Gerade las ich die kleine geniale Glosse von Megyesi, ich hoffe, er ist das mit dem Pseudonym Guszti Drótos. Ich fragte ihn am Samstag bei der großen Geburtstags-Gardenparty hinterhältig über die Chemotherapie usw. aus. Ihm hat das alles nichts genutzt. Wir tratschten vor dem herrlichen Gulasch und nach den glücklich ausgewählten Grammeln über den Tod. Mein Genre ist gut, ich schreibe den Artikel am Mittwoch, er erscheint am Donnerstag, am Freitag kann ich beruhigt sterben. Weißt du, ich wäre nicht gern Romancier. Geh scheißen, sage ich mit einem meiner schönsten Lächeln.

Eigentlich stört es mich, dass alle Pläne sich jetzt auflösen. Oder zumindest ungewiss werden. Allerdings spüre ich das im Augenblick nicht, nur die unerwartete gute Anspannung, was nun wohl kommt, was die Tropfen in mir, in uns machen würden. Mit Bauchspeichelchen. Du Liebe, du Miststück.

Der Sonntag also. Beim Mittagstisch. Ich versuchte es, nicht dramatisch, aber ernsthaft. Ihr Hunde, ich spreche nicht von meinem Tod, sondern davon, dass ich krank bin. Und es wird dies und das geschehen, das ist der Fahrplan für die kommenden drei Monate, zweiwöchentlich Chemotherapie, und so weiter. Von Zeit zu Zeit springt jemand auf und geht hinaus, um zu weinen. Jeder ist diszipliniert, aber sie sind sehr süß. Sie sind erschüttert, und ich spüre, dass sie mich lieben. Das bringt mich an den Rand des Schluchzens – allerdings nicht weiter.

Eine gute halbe Stunde ist vorbei, doch ist nur ein Drittel heruntergetropft, dabei müsste Gift Nr. 1 die Strecke binnen einer Stunde laufen. Fleiß und Ausdauer, es wird gehen. Wenn das Talent schon fehlt.

Ich sagte, sie sollen sich noch heute den Song *Mercedes Benz* anhören, mit besonderem Augenmerk auf das Lachen am Ende. Mitics, der Älteste, der sich am meisten bedeckt hielt, fragte, sollen wir dann das auch beim Begräbnis spielen? Ja nun, wenn du das schaffst … Gitti schüttelt den Kopf, also bitte …

Ich rufe Zsozsó in Berlin an. Lieber Papa, sagt sie so, dass jeder Vater erbeben würde. Wenn du willst, kommen wir, wenn wir stören, gehen wir – überhaupt sagt jede und jeder, dass sie alles.

Die Ärztin guckte herein, ich prahlte, mir gehe es noch nicht schlecht, sie sagte mit einem kleinen Wolfslächeln, es sei noch zu früh, morgen dann. Ich mag sie. Sie sieht (jetzt) aus wie eine Tennisspielerin, die zwischen zwei Trainingsmatches zu mir hereinguckt. – Sie hat wohl auch das Medizinstudium so absolviert, in den Trainingspausen, weil sie so klug ist. Wie mag sie aber als Tennisspielerin sein?

Jetzt tritt dieser Oxa auf. Der personalisierte Zettel meint, zwei Stunden.

Ohne vorsätzlich positive thinking betreiben zu wollen, ist mir in diesem Augenblick völlig klar, dass ich genesen werde. Ich werde geheilt, also. Ohne den mindesten Zweifel. Nicht deshalb, weil ich weiß (ich weiß es wirklich), dass man so darüber denken müsse, sondern weil ich es fühle. Diese schwarze Turnhose à la Marci tut mir gut.

Ich erwache aus meinem Schlummer mit dem unstillbaren Verlangen, irgendwo im Text das Wort Muschi unterzubringen. Hiermit wäre diese Aufgabe, voilà, erledigt. Die Version, wie sie sich fortschreibt.

Dieses Fräulein Bauchspeicheldrüse müsste mal ganz toll gefickt werden, dann würde es Ruhe geben. Oder es wollte noch mehr. Ergo müsste es ganz schlecht gefickt werden. Eine erbärmliche Logik, würde ich sagen.

Abends, um 23.15 Uhr. Ein Husten lässt mir die Augen lichterloh brennen. Dann das langsame Auskühlen der Glut. Fürchterlich, weil ich daran keine physischen Erfahrungen, Erinnerungen knüpfen kann.

Jetzt, um Mitternacht, kann ich es genauer beschreiben, ich huste wegen des Speichels (man sagte mir, ich würde eventuell speicheln; weil die Augen tränen und meine Nase laufen würde), dann bekam ich alles gleichsam in die falsche Kehle, und dann stach dieses Augenbrennen, das jetzt weniger heiß war, eher schmerzhaft durchdringend, hinein und verstarb langsam, wie eine auslaufende Welle. Ich wiederhole: Fürchterlich.

Oh, schwarze Turnhose, hilf! Und sie hilft auch – einstweilen.

Mein Magen knurrt. Liebes kleines Tagebuch, geh schlafen.

Das Fräulein sagt (beleidigt) zur Turnhose: Sie sind wirklich – sieze mich nicht – du bist wirklich ein Fußballer der Klasse II., Fußball-Unterverband Budapest. Schmeichle mir nicht.

Donnerstag, 18. Juni 2015

7 Uhr morgens. Die Maschine hatte mich um 3.50 Uhr geweckt. Wir sollten sie vielleicht hassen, was meinst du? Da fällt mir ein, ich habe einen Ständer, bist du das, mein Liebling, oder ist es nur die gewöhnliche unverbindliche Morgenlatte? Lassen Sie nur, Gnä' Frau, das ist nur die Harnsteife, kein Ausdruck meiner Verehrung für Sie.

Frau Doktor. Tadelloser Stil. Ein kleines Lächeln, aber um keinen Deut mehr. Ich meine, sie ist Engländerin. Wenn man das weiß, wundert man sich einerseits über ihre Ungarischkenntnisse, andererseits hegt man ihr gegenüber großes Vertrauen. Doch habe ich vergessen, sie über zukünftige strenge Einschränkungen bei Essen und Trinken zu befragen.

Und über die Kinderaktion vom Sonntag. Dass ich sie übergieße, überschütte, wie ich diese Wendung liebgewonnen habe! Meine Kinder sind ideal auf Bauchspeicheldrüsenkrebs eingestellt. Allerdings bewähren sie sich auch bei voller Gesundheit. Sie sind gut gelungen.

Eines besser als das andere – wie man so im Spaß sagt. Doch ist der Spaß ein Idiot, oder aber er kann kein Ungarisch. Oder, nicht wahr, bin ich es, der immer hinter die Sprache blickt, sie wortwörtlich nimmt, und wo es nur geht, alles miss-, um- und durcheinanderdeutet. Nichts können wählen, kommen Sprache, schlagen mir ins Genick.

Und jetzt das Leben. Auch das könnte ich organisch mit Fußnoten versehen. – Ein rechtschaffener Mensch aber spricht nicht so. Stopp.

Dr. R., sagt Dr. R. bei der Visite. E., sage ich, als hätte es keine Verstaatlichung gegeben. Meine Verehrung.

Sie machen mich glücklich, säuselt Bauchspeichelchen. So bleiben, telegraphiere ich zurück. Bauchspeichelchen klingt vielleicht besser als das Fräulein. Nein, doch nicht. Bauchi. Bauchspei. Hm. Dazu brauche ich dann auch Sie, Teuerste. Wir werden uns anstellig zeigen. Und sind Sie glücklich? Die will wohl auch alles haben, spricht in mir der fußballerische Weiberheld, der ich niemals geworden bin. Kratzbürsten müssen Sie wirklich nicht, ich bin ganz Samt und Seide. – Kosmisches Sahnehäubchen.

(Ich habe von Malacka einen Bleistift mit Geparden, wie aber Malacka sagt, mit Giraffen, bekommen. Weil meiner schon stumpf geworden war und ich keinen Spitzer habe, ich habe ihn zu Hause vergessen.)

Sagen Sie, Sweetheart, sind Sie das, die mir die Gesichtsmuskeln *beinahe* verkrampft, wenn ich in einen Apfel beiße? Dabei achte ich bereits auf die Bissgröße. Danach muss ich die Kinnlade hin und her bewegen. Ich hoffe, Sie fühlen sich geehrt vom Unterpfand meiner Liebe, dass ich hinter allem nur Sie sehe ... Du kleine Ursache und Wirkung! Also ist diese onkologische Abteilung wirklich keine euklidische Welt.

Du hast meine Hand aus deinem Höschen vertrieben, ja wie sieht denn das aus? Ich kann nur das eine bei Ihnen nicht vertragen, dass Sie mich gleich duzen, wenn Sie in die Nähe meines Höschens kommen. Hierher geraten. Fallen. Schauen wir erst einmal, wenn ich ohne Höschen da stehe, wie es von einer richtigen Bauchspeicheldame erwartet werden kann, was dann kommt, mein Lieber. Sie hat sie vertrieben.

Das Bauchgrimmen als subtilste, zugleich einzige Metaphysik. Hatte vielleicht als Kind das letzte Mal ein derartiges Grimmen. Malacka hat mir einen Kaffee organisiert. Kaffee + Bauchgrimmen, vielleicht ist das der Weg zur aktuellen Glückseligkeit. Oder wie es aus meiner lieben Mutter an einem der letzten Krankenhaustage, vor fünfunddreißig Jahren, fast auf den Tag genau hervorbrach: Ich muss scheißen.

Irgendwie ist es gerade das Scheißen (oder dieses Wort?), das die Ernsthaftigkeit der Lage beleuchtet. Hoffnungslos, aber nicht ernst – nein, verkehrt: ernst, aber nicht hoffnungslos. Beziehungsweise nach den großen Tragikern: ernst und hoffnungslos. Dass darin die menschliche Größe bestünde. In mir gibt es mehr Licht, wenn das auch ein wenig lächerlich ist. Oder passé. Oder unzeitgemäß. Natürlich ist das imbezile Dauergrinsen auch zeitgemäß. Womit ich nicht sagen will, dass auch die Ernsthaftigkeit notwendigerweise imbezil sein müsste. Es gibt schöne Ernsthaftigkeiten und authentische Hoffnungslosigkeiten.

Nur das »Ich muss nicht scheißen« ist ernsthafter als das »Ich muss scheißen«. Damit will ich dich jetzt aber nicht belasten, mein kleines Tagebuch.

Kanüle, Kanüle, sag mir, wer ist der Schönste im ganzen Land?

Meine liebe Fee oder mein Bauchspeichelchen oder wie du auch immer heißen magst, kannst du mir wohl *von innen* einen blasen? – Dieser Satz beschwört mir im Sinne Freuds, in seinem trivialisierten Sinn, meine Mutter herauf, als sie uns rief und die Namen verwechselte, oder als zeigten diese Sexausbrüche die Vitalität des Körpers. Nicht zeigten, vielmehr damit prahlten. Oder *existiert* sie eben nur so.

Diese Sache sollte beschrieben werden, wie sie aussieht. Sie soll jung sein, so viel an (neueren) Gemeinplätzen kann verkraftet werden. Das ist an sich schon mal gut. Hörst du, Bauchspeichelchen? Du bist – mir – gut.

Wenn du dein Leben als das deine fühlst, das heißt Schicksal, dann hast du ein Schicksal, feixt Bauchspeichelchen. Darum haben wir einander getroffen, verstehst du, Süßer? Ich verstehe es, es stimmt auch, doch fürchte ich, es stimmt nur für die Leser. Jetzt würde ich nicht mit den zehntausend Leben Ottliks kommen. Ich komme aber sehr wohl mit dem einen Körper. Und vergiss nicht, dass auch du ein Leser bist.

Jeder ist so übergescheit. Also, Bauchspeichelchen möge eine tolle Frau sein. Ja, aber doch nicht so. Ziemlich groß gewachsen, über 170, mit Stilettos heißt das schon etwas. Wie aber faltet sie sich in mich hinein? Wieder ein unüberblickbares geometrisches Problem.

Inzwischen habe ich ganz vergessen, das ist ein Fehler, dass das gesegnete Gift ständig in mich hineintropft. Bei der oralen Linie verbleibend, in diesem Fall sauge also ich sie aus. Mir ist kalt, besser gesagt, es fröstelt mich. Bist du das? Doch zurück zum Blasen: *Kommt* das Gift in einer Art light dose herüber? Zu viel des Blasens.

Um 2 Uhr wacht der Körper auf, mit ihm auch ich. Wir gehen auf die kleine Seite und kommen zurück, zum Notieren.

Freitag, 19. Juni 2015

Es ist sechs Uhr dreißig, eine schöne, milde Nacht. Und du tröpfelst langsam in mich hinein, wie die Hoffnung. Es ist viel, wenn es auch wahr ist. Wie oft höre ich in mir (mit der Stimme meines Vaters) dieses »Viel«. Darauf folgt gewöhnlich die ironische Reflexion. Ich glaube, ihr Fehlen würde die Auflagezahl erhöhen. Rindvieh. Öchslein, mein Süßer, kalmiert mein Fräulein, als verbesserte sie mich.

Wie könnte ich dem Effekt »Seht nur, wie ehrlich!« des folgenden Satzes entrinnen? – Und jetzt gehe ich scheißen. Vielleicht mit Weglassen des Scheißens? Zum Beispiel: Endlich rührt sich mein Magen, vielleicht kann ich den Tag mit erfolgreichem Stoffwechsel beginnen. Aber ja. Oder: Mein einziges Ziel, das jetzt mein Leben erfüllt, ist ein schwankender Gang zur *Toilette*. Helft mir, himmlische Winde. Aber jetzt muss ich tatsächlich gehen, auf den Flügeln irdischer Winde, vulgo, ich habe mein Bett zusammengefurzt. – Wie man sieht, ist nicht nur über Sex zu schreiben schwer. Überhaupt, worüber wäre es leicht? Frei nach Danilo Kiš: Schreibe, und hab dich nicht so.

Der Blutdruck beträgt 144/80/61. In Ordnung, sagt die Schwester. Sie fragt nach meinem Namen, ich sage ihn, sie fragt zurück, ja, genau so, sage ich.

11.20 Uhr, der Tropf ist leer. Fertig fürs Erste. »Irgendwie habe ich jetzt die Lust am Ganzen verloren.«

Samstag, der 20. Juni 2015

Nachmittag, halb 6. Ich sitze im Garten, wie bei Tschechow, es fehlt nur noch der weiße Leinenanzug. Natürlich kann sich auch hinter weißen Leinenanzügen die … Bauchspeicheldrüse verbergen, ein schönes Wort, wenn man es mit Gefühl, gut rhythmisiert ausspricht.

In einem gesunden Körper wohnt ein gesunder Körper, so verändert sich die Sentenz. Meine Vene ist entzündet. Ich creme sie mit Ringelblumensalbe ein und lege Kompressen darauf. Ich wartete auf die Übelkeit, aber sie kam nicht, doch das, was war, denn etwas war ja da, das nannte ich Übelkeit. Mit einem Wort, ich beobachte mich misstrauisch, sicher, dass es mir gutgeht? Deswegen geht es mir also nicht *ganz* gut. Ich sonne mich jetzt wie ein sorgloser Pensionist.

Die Adern und der Handrücken sind gespannt. Dort ist auch die Haut irgendwie zerknittert, wie »ein nicht passender Handschuh«. Ich habe das oder so etwas Ähnliches über die Hand meiner Mutter geschrieben.

Gestern wie heute auch am Nachmittag tief geschlafen, beinahe je zwei Stunden. Ist das jetzt eine neue Müdigkeit? Bisher habe ich mich doch auch gern am Nachmittag, nach der Arbeit, hingelegt. Nur habe ich gestern und heute nicht gearbeitet. Wieder dorthin zurückkommen. Ich lese ein wenig im *L'Étranger.*

Davor noch: Interessant, wie sich die Menschen in meiner neuen Situation (wie schön ich das sage, junger Kavalier – habe ich diesen Satz nicht schon einmal so niedergeschrieben?) bemühen. Anteilnahme, Liebe, Höflichkeit – und gänzlich berechtigtes Selbstmitleid. Dass ich der Hauptdarsteller meines Lebens sein soll, das sehe ich nicht immer (siehe *Kleine Ungarische Pornographie* – schrecklich, nahezu überall stolpere ich über schon geschriebene, mehr noch, über von mir schon geschriebene Sätze), doch bei dieser Geschichte bin ich das sicherlich. Das heißt, für mich ist es, hihi, in einem gewissen Sinn tatsächlich leichter. Jeder andere dümpelt nur in meinem Kielwasser dahin. Ich dümple allerdings auch, ich weiß nicht, wer und wo ich bin und was eigentlich gespielt wird. Das gewohnte partielle Wissen.

Das sollte also nicht vergessen werden. Großzügig mit der Trauergemeinde umgehen. – Darum war auch der Kerl im Spital so erfrischend, der Automechaniker, mit seiner Scheiße, das ist aber beschissen. Er hatte natürlich auch eine Hauptrolle, mit seinem künstlichen Ausgang.

Ich kann nichts dafür, würde ich den Trauernden den berühmten Satz von Camus sagen. Worauf sie mit einem anderen antworten könnten: Man ist immer ein wenig schuld.

Jeder hat nur eine Mutter, das, zum Beispiel, weiß ich bereits. Dass jeder nur ein Leben haben soll, das weiß ich selbst jetzt noch nicht. Oder ich begreife zumindest das Gewicht des Satzes nicht. Oder wenn wir das einmal lassen wollen, bleiben wir nur dabei: Krebs = Körper, und bleiben wir nur dabei? Und noch ein wenig über Gott. – Also das klingt so gesagt blasiert. »Aber warum?« – »Ich weiß es nicht.«

Wie die Schwarzenbergsche Urgroßmutter in Hort oder den Onkel Józsi in Hódmezővásárhely mit dem Gehirnschlag, so schiebe ich mich selbst dahin, hin zum Sonnenschein bei Sonnenuntergang. Die Schatten wachsen. Sag, bitte, was ist heute geschehen? Die Schatten sind gewachsen. In einem Roman würde ich mir aber gestatten, mit persönlicher Authentizität zu berichten, dass meine kleinere Tochter bei jedem Sonnenuntergang in Weinen ausbrach. Die Sonne stirbt, schluchzte sie. Weine nicht, morgen lebt sie wieder. Sie sah mich an, nicht mit Verachtung, eher mit Geringschätzung. Wie dumm du doch bist, armer Vater, sagte sie traurig. Heute ist heute, und nur heute ist heute. Sie war acht, vorne fehlte ihr ein Zahn. Das machte alle ihre Sätze ernsthaft und wahrhaftig.

»Vorübergehend hatte ich den lächerlichen Eindruck, sie säßen da über mich zu Gericht.«

Sonntag, 21. Juni 2015

Heute beginnt der Sommer. Ich wiege 83,4 Kilo, also habe ich abgenommen, das sind 10 Kilo weniger seit Weihnachten. Ohne Krebs wäre das super.

Von der Nacht noch etwas zum Notieren zurückgeblieben: Dichtung und Wahrheit oder Schritt für Schritt: Ich stehe im Wind. Ich sitze. Ich sitze in meinen Winden. Ich sitze im süßlichen, penetranten Furzgeruch. – Ich liege. So ist die Nacht vergangen.

Was sollte denn hier die Beute sein (!)? Was wollen wir darstellen? Sagen wir es ohne Umschweife, wie immer, die Schönheit des Lebens. Seine einmalige, phänomenale usw. usw. Eigenschaft. Nichts *Besonderes* machen, das Vergehen der (meiner) Zeit zeigen, und das wird es schon tun. Oder müsste ich schlussendlich *extra* noch etwas verstehen? Etwas wie auch immer, etwas Bedeutendes, etwas Wesentliches? Also das ... würde mich überraschen.

Dienstagabend, 23. Juni 2015

Im Wesentlichen sagt die Black-Scholes-Gleichung (wo habe ich das schon einmal geschrieben?) aus, welche Optionen sich ergäben, wenn ich jetzt 1 Liter Benzin für 10 Forint zeichnen könnte. Er hat es nicht gewusst, ich habe ihn durchfallen lassen – ich habe mit Icsi telefoniert. Seine Stimme war gut, natürlich, sie war nicht zu mir her (»zu mir«, zu diesem neuen Ich) verbogen. Ich habe kein Wort davon verstanden, was er sagte, auch jetzt nicht, während des Schreibens. Ich würde auch durchfallen.

Morgen früh Blutabnahme wegen des Tumormarkers, der dem Wiener Doktor gefehlt hat. Kann es sein, dass ich einen Zettel mit meinen gestern notierten »Sachen« verloren habe? Dann will ich mich jetzt nicht anstrengen, ich suche ihn morgen. Nach der Blutabnahme. Die möglicherweise überflüssig ist – ich habe aber nicht mit der Tennisspielerin sprechen können.

Wieder schlechte Laune, nur so. Mutzi, du dort drinnen, du bist kein Jungmädchentraum.

Donnerstag. Abend. 25. Juni 2015. Hévíz

Mit den »Jungs« losgegangen. Gut, einfach gut. Die vier verrückten Brüder. Wenn ich genese, werden sie mich für ihre jetzige süße Großzügigkeit sicher bestrafen. Allerdings sind sie mehr oder minder immer so, vielleicht etwas weniger achtsam.

Morgen will ich mir noch nicht die Haare waschen. Wasch sie so lange, solange du welche hast. Das Wort eines Bruders. Ein Einzelkind wäre nie bis zu diesem Satz gekommen. Oder es müsste sehr, sehr talentiert sein. Es ist einfacher mit Brüdern.

Als wäre ich in der Sommerfrische, die Sonne scheint, der Himmel ist blau, die russischen Urlauber zwitschern. Ich beruhige den Kellner, einen Anhänger von Honvéd, mit einer spontanen Signierung. Besänftige ich ihn? Mache ich ihn glücklich? Das ist viel. Kann es sein, dass ich nicht mehr in die Sonne darf? Jetzt ist mein Arm sehr rot. Wie eine Landkarte. Überschwemmungsgebiet, mit Inseln und sich windenden Verästelungen.

Ich verhaue dich, wie der Sodawasserkutscher sein Pferd, sage ich zu György. Und das ist so, aber so witzig. Tatsächlich, doch ich gebe zu, außerhalb der Familie unverständlich.

Der letzte Satz von heute, den ich vom anderen Bett höre: »Was habe ich für Mösen gevögelt.« – Ich meine, eine gewisse Selbstzensur würde Glanz und Ansehen unserer Familie heben.

Ich habe mein Sakko zu Hause vergessen. Ich sag's nur, es bedeutet nichts. – Na, Mutzi, wie ist das? Hurra, wir sind in der Sommerfrische.

Ich schaufle die Medikamente, die Vitamine in mich hinein. Jener Tumormarker, der bis vielleicht 100 normal ist, beträgt bei mir 39 000. Daher empfiehlt der Österreicher auch keine MR, bleiben wir beim ursprünglichen Plan, bei der Chemo.

Camping in Badacsonytomaj, der »Meeresstrand«, ein Holzhaus. Schon wieder ist kein Satz da. Obwohl: »Unser flinker Postillion hat sich eben in den Sattel geschwungen.« Marci ist Zeitungen holen gegangen. Mihály hat die Hand auf meinen Bauch gelegt und er spürt angeblich, dass etwas nicht in Ordnung ist. Bevor wir ihn einen Trottel nennen, versuche ich ihn zu überzeugen (oder ihn zu befragen, warum er dem noch nicht nachgegangen ist), dem nachzugehen. Ob er eine Fähigkeit besitzt, eine Empfindsamkeit, und wenn, dann welche. Die Unterhaltung geht schleppend voran. Ich werde darauf zurückkommen. Der sorgende ältere Bruder.

Abgesehen vom Auweh und Scheißescheiße, ist die Möse pro Kopf die größte – so viel muss reichen von diesem Satz, ich wiederhole: Die Möse ist pro Kopf die größte.

Liebes Fräulein, das muss ich anerkennen, du benimmst dich brav, du bist aufmerksam, lässt mich die Sommerfrische genießen. Leben und leben lassen. Warum ich dir dann die Gifte schicke? Ja, meine Liebe, so geht das nun einmal. Einerseits schicke ich sie auch in mich, auf mich, andererseits wünschte ich, bei aller Wertschätzung, dass du dich ein wenig zurückzögest. – Das ist nicht so gemütlich. Ob ich mich auch erschrecken könnte, wenn ich erführe, dich gebe es nicht …? Das Frühstück hat mir gutgetan, eine richtige Omelette, mit diesem und jenem. Und ein wenig Aufschnitt. Und ein wenig Käse. Und ein Zitronensoufflé. – György kommt gerade. Was hat der für Hände, wunderbar, groß wie Schaufeln. Und welche hervortretende Adern! Wie geschaffen für die Chemotherapie.

Sonntag, Mittag, am 28. Juni 2015

Als Thomas Mann: Das Wetter ungemütlich, Kaffee mit Katja (mit den Brüdern), Klaus hat Selbstmord begangen (wir haben in Vonyarcvashegy einen Tisch bestellt). Daraus geht ein wenig (!) hervor, dass TM besser ist, aber, zum Kuckuck nochmal, das Eine hat er nie niedergeschrieben, nicht einmal annähernd: Vonyarcvashegy.

Es wäre gut, den gestrigen Tag zu beschreiben (beschreiben zu können), aber jetzt lasse ich dich allein, mein kleines Tagebuch, privatisiere, wir brechen auf nach (hörst du zu, Thomas? Wie viele Leute haben TM wohl geduzt?) Vonyarcvashegy!

Sonntagabend. Die Beschreibung der Ereignisse im Restaurant würde schon so richtig zum Tag gehören, doch mir scheint, ich würde damit nur die Zeit in die Länge ziehen. Während dieser wenigen Geschwistertage mich gerade *von ihr* fernhalten. Als gäbe es dich gar nicht, Darling. An das Übel erinnert mich nur das Hereinschaufeln von Medikamenten in Industriequantitäten. Ja, und meine Hand. Als hätte sich die Haut beruhigt, die Schwellung ist zurückgegangen, doch die kräftige (ziegelrote) Farbe ist geblieben. Es sieht aus wie ein Ausschlag, eine Hautkrankheit, wenn es jemand abstoßend fände, würde mich das nicht überraschen, doch werde ich das mit hoher Wahrscheinlichkeit niemals erfahren.

Der Samstag: als wären wir in einem Trainingslager. Gekicher den ganzen Tag lang. Auf Bélas Segelboot, doch schließlich fuhren wir nicht hinaus. Speck, Grammeln, Bauernwurst, Wein. – Daraus wird jetzt keine Beschreibung werden. Ich lege mich lieber schlafen. Ich habe kalte Füße.

Es fehlt auch noch die Beschreibung des Freitags. Wir sind auf den Markt gegangen.

Montag, 29. Juni 2015

Am Vormittag: Peter und Paul, Namenstag, sie haben es natürlich vergessen. Na, jetzt sage ich es ihnen. Was seid ihr für ungehobelte Klötze. Ich solle nur das Maul halten, sie hätten nichts vergessen. Usw. – aber (gar nicht aber) gut.

Am Morgen ließen sie mich fünf Kilometer gehen. Es tat mir halb gut. Der eine von ihnen: Wenn du danach krepierst, wir waschen unsere Hände in Unschuld. Was menschenmöglich war, haben wir getan. – So unwahrscheinlich ist das alles, dass wir beruhigt geschmacklos sein können. Hätte ich nicht das Donau-Delta auf dem Arm, und diese vielen Medikamente, könnte ich es glatt vergessen. Ich bin kerngesund. Bloß ist im Kern der Wurm drin.

Noch der Freitag, der kleine Markt. Wir sprechen mit jedem, als würden wir alle kennen. Nicht nur mit Frauen! Doch mit der älteren Frau mit dem Sturzhelm gleich aus der Nähe, wie mit der Mami. Auch sie erzählt uns alles, sie sei 73 Jahre alt, seit vier Jahren verwitwet, sie hätten vierzig Jahre zusammen verbracht. Ob es schwer ist? Eher sonderbar, sagt sie. Ich verstehe nichts. Ich verstehe nicht, warum ich aufstehe, und verstehe nicht, warum ich allein frühstücke. Das ist sonderbar. Dann tritt leider ein aufgeregter Mann hinzu, der dem berühmten Menschen die Hand schütteln will. Er unterrichtet mich auch noch darüber, dass die Bezeichnung Szürkebarát, auf Deutsch »Grauer Mönch«, vom Winzer der Esterházys herrührt, von irgendwann aus den Dreißigern. Ich dachte, sie sei älter. Die grauen Mönche, vielleicht die Pauliner (?), seien in Weiß gegangen, doch die Arbeit habe ihren Habit grau werden lassen, und Szürkebarát sei ihr Wein gewesen. Es gebe auch einen französischen Ausdruck dafür, den habe er sich irgendwo notiert.

Wie sich die ziellose Liebenswürdigkeit der jüngeren Brüder – Schürzenjagd – plötzlich um ein wenig, aber bedeutend ändert, sich in eine klare Richtung wendet, davon härter und ordinärer wird, doch schwebt dort noch als blasser Schatten die verlassene Liebenswürdigkeit. Das ist es schließlich, denke ich, das wirkt. Nein, es wirkt vieles, von ihren strahlenden Körpern angefangen bis zur Härte, doch das hebt die Wirksamkeit beträchtlich. »Ich will«, das ist das Wichtigste, scheint mir.

Neben mir analysiert eine Frau detailliert ihre Kinder. Die Freundesrunde hört ihr ungerührt zu. Sie langweilen sich höflich. Die trockenen Anzüglichkeiten meines Schwiegervaters, die er für sehr humorvoll hält, die das aber mitnichten sind, sagt sie jetzt. Wie gut, dass nicht sie meine Mutter ist. Gut, dass die Mami meine Mutter war. Und dass der Vater mein Vater war. Ein Glückspilz, der ich bin. Die wir sind, alle vier.

Eine Raumforderung, steht da. Eine Sie. Um es so zu sagen, in mir wächst also *etwas* Weibliches (Mutzi, versuche du bloß nicht der Verantwortung zu entkommen), oder wachse *ich*? In dem Satz »Madame Bovary, c'est moi« bin ich das Etwas. Der Krebs ist nicht separat in mir. Meine Geschwulst bin ich (und der Staat ist der Ludwig, der Lui). – Ich glaube aber, indem ich das sage, schmeichle ich *ihr* ein wenig. Ich könnte spaßeshalber sagen: Meine Denkweise ist verseucht.

Die Liebenswürdigkeit, ihre Liebenswürdigkeit aber ist manchmal bloß ein hohles Witzeln. Und mit Unbekannten wie zu Bekannten zu sprechen, das ist keine lockere Großzügigkeit, vielmehr Oberflächlichkeit, letzten Endes eine Lüge. Nur ein winziger Unterschied, ob dies oder das.

György steht inmitten einer fremden Gesellschaft und erzählt oder erklärt etwas. Schau, Attila, sagt er zu einem wildfremden Menschen. Ich forsche inzwischen meinen weggerollten Tabletten nach, ich, der flinke Pensionist.

Angeblich soll die neue Perspektive, die Mutzi-Perspektive ein Schlaglicht auf die Wichtigkeit des Lebens werfen, auf seine Schönheit, seine Süße.

Wir sterben, wie wir gelebt haben. – Wenn wir zu Weisheiten gelangen, ist das das Ende.

Dienstagmorgen. Ich lasse die Sonne auf meinen Bauch scheinen und singe abwechselnd: Vater unser, der du bist im Himmel, geheiligt werde dein Name, beziehungsweise das Lied: Leer steht das Haus, kein Lachen dringt raus.

Freitag, der 3. Juli 2015

Ich habe viele Tage lang nichts geschrieben. Das Gefühl, fortgesetzt etwas versäumt zu haben, der schlechte Schüler, der ich niemals war.

Montag, der 6. Juli 2015

Vormittag. Wieder im Krankenhaus. Man hat mir schon Blut abgenommen, ich habe den Harn mitgebracht, ich habe gebetet. – Was soll ich mit einem solchen Satz machen? Kann man sich tatsächlich darauf berufen, es sei »so geschehen«? Wieder der »Voilà ...«-Effekt. Achtung, Achtung! Genreprobleme im Angesicht des Todes!

Wie lange kann man herumkasperln? Lange. Aber nicht bis in die Unendlichkeit. Wir verbinden eine tödliche Krankheit, und der Krebs ist tödlich, selbst wenn wir nicht daran sterben, irgendwie (und hochachtungsvoll irgendwie!) mit der Unendlichkeit. Ich spüre sie nicht, die Unendlichkeit. Allerdings auch die Endlichkeit nicht. Noch hat mich die Krankheit nicht aus meiner »Lage« bewegt. Micu fragte gestern, ob ich mich mit der Mama unterhielte. Eine zugleich scharfe und kindliche Frage. Er bemerkt, ich hätte so viele Rollen (Schriftsteller, Berühmtheit, Vater usw.). Ich glaube, er hoffte, ich würde diese jetzt wegwerfen und er, mein Lieber, könne endlich seinen Vater, den richtigen, kennenlernen.

In mir steckt kein richtiger Vater. Ein richtiges Ich, das man nicht sieht, und diese Endlichkeit, die in mir wächst, mein Verhältnis dazu, unser Verhältnis zueinander würde mich aus mir herausholen. Ich bin diese Undefiniertheit.

Ich trage meine Befunde und eine ältere, korpulente, sich dahinschleppende Frau grüßt mich. Ich grüße zurück. Ich will Sie nicht aufhalten, aber ich verehre Sie. Was habe ich eigentlich geantwortet? Ich grinste, so viel ist sicher. Mit lang gezogenem A-Vokal, Küssdiehaaand? Ich habe es vergessen. Herrgottsakra, der Realismus.

Am Freitag Lesung mit Dés. Er musizierte so, dass er die traurige, schmerzliche Seite der Texte verstärkte. Meine Haare hätten im Dunkel geleuchtet, sagten die Kinder danach.

Sie gehen mir schon aus, kein Zweifel. Morgens bleibt viel im Kamm zurück. Noch sind es einzelne Haare – auf meinem Gesicht, auf dem Hemd.

Man hat mein Bett mit frischen, gestärkten onkologischen Leintüchern bezogen. Ich bin höflich und freundlich – aber wirklich!

Jeden Tag ein wenig Bewegung, Zimmerfahrrad oder Fußmärsche, beziehungsweise seit gestern eher Spaziergänge.

Es ist bedrückend. Wie einsam das Fräulein dort drinnen, in mir, wohl ist. Dabei haben wir großartigen Sex, eine Vereinigung, bei der man nicht sagen kann, wo ich bin und wo sie ist. Während ich bin und sie ist. *IchSie*, vielleicht bin ich das geworden. Doch weiß ich nicht viel über dieses mein neues Selbst.

In den zwei Wochen habe ich wenig fertiggebracht, habe mir keine Bücher über optimale binäre Suchbäume aus dem Verlag Typotex besorgt, habe das kleine Buch mit Szüts nicht angefangen. Meine Zeit verläuft stumpfer, als sie sollte. Die Löchrigkeit der Konzentration.

Ich hänge unentschlossen herum, weiß nicht, wie, weiß nicht, was, was sein kann und was ich will. Will ich dasselbe wie bisher oder sollte ich jetzt etwas anderes wollen? Ich sehe mit gelinder Enttäuschung, dass nicht »alles anders« geworden ist. Ich meine nicht, dass sich die Welt zusammenreißen sollte, mehr Empathie oder was zeigen könnte, nicht, dass sich alles durch das Fräulein verändert hätte, die Gravitation, der Gang der Gestirne usw., sondern dass ich nicht anders geworden bin, dass ich nicht anders auf mich oder auf andere sehe. Glaube ich zumindest. Beziehungsweise ich schaue mir an, ob das wahr ist, und wenn ja, ob das ein Problem oder zumindest eine Enttäuschung ist.

Ein, zwei Haare schweben vor mir, neben mir davon, lassen sich auf mir nieder. Ich habe Bauchgrimmen, nicht stark, aber immerhin. Wenn ich schon angeschlossen bin, ist der Gang zum WC umständlich, jetzt aber ist mir der Erfolg versagt geblieben. Ich fühle mich ausgesprochen bauchig, oh Adam.

Gespräch mit Micus darüber, ob es die Ereignisse und Empfindungen *in reiner Form* gebe. Ich sage, es gebe sie so nicht, weil das Wort dazugehört. Wir können auch ohne Worte Empfindungen über unser Befinden haben, und vielleicht ist das auch wirkliches Wissen für uns selbst, sobald du aber zu jemandem darüber sprichst, stehst du vor dem Dilemma der Wortwahl. Schlecht gelaunt, traurig, spleenig, am beschissenen Boden zerstört. Du musst eines verwenden, und damit bist du schon in einem Raum, in dem du in gewissem Maß gegängelt wirst. Er ist mit dem Gesagten nicht zufrieden. Als wäre es nur das gewohnte schriftstellerische Geschwafel. Wieder eine Rolle.

Schon tröpfelt es in mich hinein ... das Gute. Das gute Gift, der lebensspendende Saft. Diesmal haben sie mich in die Rechte gestochen, aber sie mussten nicht in den Handrücken stechen, das letzte Mal ist mir die – vielleicht die Vene – am Unterarm geplatzt. Jedenfalls ist meine Schrift so eigenartig.

Ich murmele halblaut (vulgo: ich rede zu mir selbst), was ich jetzt am Wochenende auf dem Gehöft sagen soll, wenn sie meinen Arm sehen. Ich versuche Coming-out-Texte, wie vor zwei Wochen (?) am Sonntag beim Projekt Kindergeschwister, oder seinerzeit bei Vater. Indem ich dasselbe öfter sage. Irgendwie wurde das jetzt – für mich – so fröhlich. Ich habe auch den Guszti einbezogen, er ist bereits ein routinierter Krebspatient.

Es ist nicht leicht, der Wirklichkeit nahezukommen, nicht einmal der eigenen.

Ich lese meine Haare einzeln auf.

Ich stellte mir vor, dass der junge Arzt ein Autogramm haben möchte. Und da sage ich zum Spaß (?), warten wir noch, dann könnte Ihres das letzte sein, womit es offensichtlich wertvoller wäre. Sein Gesicht bleibt reglos. Augenscheinlich möchte er *so eine* Unterschrift, und augenscheinlich missbilligt er meine Überheblichkeit. Ganz klar, wird mir theatralisch bewusst, dazu wäre es nötig, dass gerade Sie Ihre Arbeit nicht optimal erledigten. Zum Kuckuck nochmal, was für ein Konflikt! Er geht wortlos ab. Könnte mich erwürgen. Wie auch immer, das Autogramm wäre ohnehin beim Teufel!

Eine neue Dose, diesmal das NaCl. Die Vene, meine Vene, brennt. Und wieder Rotz und Tränen. Aber diesmal haben sie nichts dazu gesagt. Ich erinnere mich gar nicht. Doch jetzt kommt eine Hitzewelle dazu. Jedenfalls schwitzt (glüht) mein Nacken.

140/80/55, das haben sie eben gemessen. Ich blättere zurück, wie war das zuletzt. 144/80/61.

Ich werde plötzlich schwach, ich wimmere. Dabei sind es nur Kleinigkeiten, Bauchschmerzen, Hitze, Venenbrennen. Ist aber so richtig übel. Kleines Übel, aber übel.

Starkes Grimmen, Kolik, Kotabgang. Aber keine richtige Erleichterung. Ich bin schwer, bleischwer. Und auch die Nase läuft. Und die Tränen fließen. Flüssigkeiten rein, Flüssigkeiten raus. Ich bin nur ein Durchlauf.

Oh Scheißescheißescheiße, flüstere ich.

Dienstag, 7. Juli 2015

7.15 Uhr am Morgen. Die Schwester bricht gleichsam über mich herein. Tosend. Wie denn auch anders. Sie kommen herein, sage ich mit einem Grinsen im Halbschlaf, wie ein … wie ein. Schonen Sie mich nicht. Bei Metaphern bin ich theoretisch gut. Wie ein … ein (verflixt nochmal, *jetzt* fällt mir das Wort nicht ein, kein Sturm, kein Orkan; ich lasse es aus, schreibe es nachträglich herein, halt, daraufhin habe ich es sofort) ein Taifun. Sie lacht. Dann nehmen wir Ihnen noch Blut ab. Wie schön! Sie freut sich, das sehe ich. Unsagbar. Als sie hinausgeht, fällt mir noch ein: Tsunami. Aber Tsunami ist nicht sicher brauchbar, der geht mit vielen Toten einher. Ich lache aufrichtig. Innerlich.

Verhältnismäßig gut geschlafen, wenn auch mehrmals draußen. Hat's gebrannt, fragt die Schwester, als ich es ihr sage. Nein. Na dann … und sie deutet mit dem Kopf auf die Tropfmaschine.

Flohbeutel und Blauwalze. Diese Wörter habe ich erträumt. Der Hund ist ein Flohbeutel. Was aber ist eine Blauwalze? Das ist sicher keine Blauwalze, dass ich hier in der Kékgolyó-, in der Blaue-Kugel-Straße … Oder: Liebe Mutzi, Sie sind aber auch keine ~. Meine liebe kleine Blauwalze – wir können uns mit keinem anderen Wort jemandem annähern. Oder Wonnewalze? Besser. Dann bin ich aber hier in der Lustkugelstraße. Meine Lustkugel. – Ein erstaunliches Niveau. Zwei Lustkugeln. Noch erstaunlicher.

Morgendliche Etwasse, Doktoren, Blutabnahme, Medikamente. Auf meinem Gesicht ein Spinnennetz aus Haaren. Ich werde mich seltener kämmen, vielleicht hilft das.

Malacka und Géza. Dem der Rücken schmerzt, das ist seinem Gesicht anzusehen, wobei man auch glauben könnte, er bemitleide mich. Das stört mich nicht, weder das Mitleid noch das Nicht-Mitleid. Das Selbstmitleid, das schon. Doch jetzt ist es, als gäbe es das nicht. Malacka findet mich einfach schön. Ich nicke gnädig, wie meine Enkelin Lili, ja, was soll ich jetzt tun, das ist eben die Lage. Auch das habe ich dir zu verdanken, süßes Fräulein, sonst hat man mir das nie gesagt. Abgesehen von der Italienerin, die sich in meine Haare verliebt hatte. Jetzt hat sie das Nachsehen. Wenn sie überhaupt noch lebt. Mag sein, dass sie auch sonst das Nachsehen hat.

Im Morgengrauen Hyperämie im Unterbauch. Angeblich schreibt man ab jetzt das ungarische Wort »árboc« so: árbóc. Ein Unterbauch hackt dem anderen kein – was eigentlich? – aus?

Ich kann das Fernsehgerät nicht einschalten, somit steigen meine Chancen zu lesen.

Ich mach Sie trocken, sagt die Putzfrau. Darf ich mir das notieren? Ich sammle Wörter. Sie antwortet nicht.

Meine Möse murmelt, das wäre in einem Satz unterzubringen.

Störe ich Sie nicht beim Saubermachen? Setzen Sie sich. Sie gehen doch nirgends hin, nicht wahr, Sie haben kein Rendezvous? Doch, mit Ihnen. Danke. Ich habe zu danken. – Was bin ich doch für ein dummer Schwanz! Wiewohl das hier vielleicht nicht der richtige Ausdruck ist. Gehen wir sparsam mit dem Schwanz um. Wobei die teure Ilonka, nicht wahr, eine andere Meinung vertreten hatte (der Schwanz ist keine Seife usw.).

Irgendwo steht ein Satz von Camus: In einer guten Tragödie hat jeder recht. Oder habe ich das schon einmal notiert?

Oh, my God. OMG: Das kann aber nicht als unmittelbarer Gottesbeweis angesehen werden. – Oh, am allerwenigsten.

Erforschen? Die Seele?

Ob das, wessen ich kundig bin (meine Schreibkundigkeit), mich nicht betrügt? Mich nicht in die Irre leitet? Mich nicht verdeckt? Doch, offenbar. Sie verdeckt und zeigt auf. Und würde ich jetzt wollen, müsste ich wollen, dass etwas anderes gezeigt, etwas anderes verdeckt wird?

Mittagessen. Ich esse wie ein diszipliniertes Hortkind. Aber es schmeckt mir auch. Minestrone, Huhn mit Reis und Pilzen, eine Art Bakonyer-Schnitte, die ich seinerzeit gegenüber dem Gymnasium gegessen hatte. Habe alles in mich reingeschaufelt.

Ich höre den Tropf in mich hineintropfen.

Hier gibt es viele Hilfsgeraden, viel grübeln über die Probleme, nachdenken, schwätzen. Auch das hier gehört dazu, sinngemäß. Ich mag die Hilfsgeraden nicht. – Über die Seele zu schwafeln ist nicht dasselbe wie eine Seelenmassage. Das weiß ich. Wie weit führt einen die Fahne: Ich habe »zehntausend Seelen« in die Irre? Dass ich auch eine habe, und diese nicht kenne? Siehe die Fragen von Micus. Und jetzt, liebes Publikum, jetzt drängt sich folgendes Wort an die Spitze meiner Feder, die ein Bleistift ist: Das hier langweilt mich. Und ich sperre mein Gepardenmaul gar fürchterlich zum Gähnen auf, lasse die Knochen die Arme schwingend krachen, wenn schon nicht zufrieden, so doch mit einer Kraft, die beinahe schon ein Gottesbeweis ist.

Bei der Seele fällt mir ein, beim ausbleibenden Erforschen: Ob mein Gemächt wohl schwitzt? Nicht die Eier, der Schwanz. Und ob es dann salzig ist und wenn ja, so wie das normale Schwitzen?

Die kleine Frau, hier drinnen, die weiß alles über mich, selbst wenn ich durch sie ein anderer bin als ohne sie, somit bezieht sich ihr Wissen auch auf dieses Andere. Sie meint, die Eichel sei immer süß. Das beschäftigt das Fräulein jetzt am meisten, es erforscht diese Frage. Ob das nun bloße Ferkelei sei oder – oder was zum Kuckuck? Stilgemäß: was zum Schwanz. So werde ich mich den Geheimnissen des Daseins nicht nähern. Oder, wer weiß. (Beantworte die Frage nach dem Subjekt ja nicht.)

Grammeln mit Marillen, vielleicht schmeckt die Eichel so. Reicht es, wenn das mein Fräulein weiß, oder muss auch ich mich selbst darum kümmern? Ich habe mich mit meinem Schreibtischdasein abgefunden. Jetzt bin ich ein wenig hin- und hergerissen, und ich trotze dem und trotze wieder nicht. Zu meinem Geburtstag – ob ich noch einen haben werde, darüber scherzen wir nicht – will ich Grammeln mit Marillen oder Marillen mit Grammeln bestellen.

Es wurde Abend, Frieden rings und Stille. Ich habe mir die zwei Scheiben Braten einverleibt, dazu Tomatensalat. Als hätte ich mich damit ein wenig überfressen. Der Abend aber ist nun einmal so, bewegten Bauches.

Meine Hand ist vermutlich so hässlich, weil die letzte Infusion ein wenig danebengegangen ist. Oder gar nicht nur ein wenig. Wir haben die Agenda um den 20. Juli besprochen. Sein Gesicht ist heiter. (Das Subjekt ist weggeblieben, gemeint ist der junge Arzt.)

»Meine Mama hat hundertmal wunderschönere Brüste.«

Ich müsste nachschauen, wie das war mit der Personalunion, mir schwant, mit Polen. Báthori? Báthory? Wie das funktioniert hat. Weil ich mich in einer solchen wähne, mit dem Fräulein. Jetzt spricht es, doch ist es, als spräche ich: Ach, meines Jammers und Herzeleids! Ich denke aber: Es ist meine Plage, ich muß sie leiden. Jeremias 10,19, hier habe ich es aufgeschlagen.

Schlagen Sie weiter, Darling. Oder: Schlag wieder zu. Alsdann wird dein Licht hervorbrechen wie die Morgenröte, und deine Besserung wird schnell wachsen, und deine Gerechtigkeit wird vor dir hergehen, und die Herrlichkeit des Herrn wird dich zu sich nehmen. Jesaia 58,8. Ich bin gut.

Für einen einzigen Kuss von Ihnen wäre ich zwei Jahre lang ein Schäferhund. Und das dritte Jahr? Nach zwei Jahren würde ich die Herde vor lauter Seligkeit in alle Winde jagen und den fünfjährigen Zyklus beginnen, um Ihnen einen blasen zu können. Aber Mutzi …

Es ist Schlafenszeit. Sie fehlt mir, wenn sie schläft.

Mittwoch, 8. Juli 2015

Liebe Sprache, hilf mir. Sprich, sagte Nabokov. Ich erwachte um 5.15 Uhr, danach wohliges Schlummern bis drei viertel 8. Dann Blutdruck: 120/80/65.

Ob ich mich erbrochen hätte. Nein. Der erste Dialog des Tages.

Also: »Es war sehr *schön*, es hat mich sehr gefreut«, nur geht mir das Ganze auf die Nerven. (Als hätte ich das schon einmal niedergeschrieben.)

Wenn es einen Buchumschlag gibt, dann gehört das dorthin. Hm.

»Meine Boa lässt Federn«, da kann man nichts machen. Die kommen gleich zur Visite, solange fläze ich herum, als machte ich Ferien. Und du, du tropfe nur in mich hinein, Scheißer. Weil du jetzt langsamer warst als das letzte Mal, das zieht sich sicher noch in den Nachmittag hin.

Sie kamen und gingen, brachten und nahmen.

Ich sitze am Bettrand, schaue hinunter zwischen die Beine und denke an nichts. Ich habe weder schlechte noch gute Laune. Jetzt gerade habe ich keine Lust. Doch ich fange gleich an mit den kleinen Aufgaben, Wäsche (-Katzen), Frühstück. Dann werden wir weitersehen. Immer dieses »Dann«.

Ich schlafe vor mich hin, als lebte ich im Stand-by-Modus, bis Mittag. Ich warte darauf, was sie mit mir machen werden. Ich bin schon alles, ein Gegenstand, der hin und her gerissen wird, den ich beobachte – ich müsste mich mit meinem Körper vereinigen. Du brauchst gar nicht zu grinsen, Mutzi, ja, freilich, auch mit dir, bis du nicht weißt, wo vorne und hinten ist. Allerdings müsste ich für dieses groß angelegte Programm etwas dreister sein.

Meine Laune ändert sich rasch, dies ist »nur« physisch bedingt.

Du Mutzilein du. Mein süßes Fräulein. Ich muss zu dir aufwachsen, glaubst du, das sei jetzt tatsächlich meine Aufgabe?

Heiterkeit macht blöde, Trübsinn desgleichen.

14.33 Uhr, ich tröpfele noch, aber nicht mehr lange.

14.47 Uhr, jetzt pfeift die Maschine.

Freitag, 10. Juli 2015

Samstag, 11. Juli 2015

Gehöft. Bauchgrummeln. Manchmal, als fühlte ich mich nicht so gut. Oder ich weiß gar nicht. Wieder gibt es (gab es) Sätze, die ich vergessen habe. »So geht das.« Neben dem täglichen Wein – das Weinholen war unsere Obliegenheit – brachte ich einen »Birtokbor« der Winzerei Heimann mit, um damit auf meine festliche Ankündigung anzustoßen, da ich vorhabe, eine solche zu tun. Wieder so, wie bei Vater, dass ich mehrfach dasselbe sage und dabei die Gesichter beobachte. Das von Laci Darvasi ist faszinierend, während er, wie Marcell, weinend abgeht. Kann es sein, dass er mich liebt?, würde ich scherzen wollen. Später sage ich ihm, vergeblich, dass man in Amerika schon heiraten kann, ich bin irgendwie in dieser Mann-Frau-Konserve verblieben, dabei könnte es so schön sein ... wir zwei ... und beiße ihm leicht in die Schulter. In Ordnung, sagt er, aber glaub ja nicht, dass du beim Toreschießen zwischen die Stuhlbeine einen Vorteil bekommst, nur weil es dieses Ding gibt ... den Tod und so. Ein guter Mensch.

Gestern Spaziergang auf der Wiese, kürzer, als ihn mir György vorgeschrieben hätte, aber immerhin. Ich singe wieder, mit langgezogenem eee und aaa das Lied: Leer steht das Haus, kein Lachen dringt raus, und dann, leiernd, als Prosa und in einem: VaterunserderdubistimHimmel.

Tibi Majoros sagt, er wird mit dem Alten reden, das sei so nicht in Ordnung. Ist recht, sage ich, aber nur sachte, du darfst ihn nicht zornig machen. Die Trottel, die wir sind, oder Metaphysik in der Ungarischen Tiefebene.

Mir treten Tränen in die Augen, wenn ich an meinen Schwiegersohn denke, ich sage es Zsozsó gleich, du hast großes Glück mit ihm, ein redlicher Mann. – Ich will aber nicht weinerlich sein. Zugegeben, zur Weinerlichkeit hat es bei mir bisher immer gereicht, selbst bei Kitschfilmen.

Ich sagte es Szigeti am Telefon. Er heulte auf: Neeein! Das war schön.

Mittwoch, 15. Juli 2015

Die Tage gehen dahin, sine linea. Auch das gehört dazu, die neue Undiszipliniertheit. Das Verrinnen der Tage. Am Montag zum Beispiel hat mein Bauch nach dem guten Frühstück gebrummt, kein Schmerz, auch kein Brechreiz, nur etwas Ungutes, auf gut Ungarisch Diskomfort, ich ächzte nur unter Fluchen und Schimpfen. Ehrlich (Gelächter auf der Galerie), wie Micu mich gebeten hatte, habe ich abwechselnd Scheißescheiße und fickverdammt gesagt. Zuweilen aber – mein Stilgefühl kann nicht angehalten werden – sagte ich ein »möge dieses bittere Glas an mir vorübergehen«. In meiner Kindheit war es noch ein Kelch. Alles ist Übersetzung. Es wäre schön zu wissen, einmal zu wissen, wessen Übersetzungen meine Texte sind.

Du brauchst nicht zu hoffen, Herr, das hier steht offensichtlich mit dir in Verbindung. – Es gehört nicht hierher, ich dachte nur eben daran: Ich bin dir nicht im Geringsten böse. Dass du mich zum Besten gehalten hättest oder so etwas. Dieses Jetzt ist schon in Ordnung, es ist bloß ziemlich schlimm. Es ist aber alles gut. Du kannst im Wesentlichen auf mich zählen, auch wenn ich nicht mit allem in diesem deinen Leidensprojekt einverstanden bin. Unter uns gesagt, ich habe schon deine Kreuzigung als Übertreibung empfunden. Ist aber in Ordnung (um nicht zu sagen, okeh), die Schöpfung ist kein Wunschkonzert. Wer aber könnte dem widerstehen, dass ihm gebratene Tauben in den Mund fliegen. Ich will nicht so tun, als hätte ich einen Sinn für die Philosophie, ich würde nur so, schwätzend sagen (ich bin nicht parekszelans dumm, doch war meine Zunge immer stärker als mein Gehirn – pardon, was soll dieses »war«?), gingen wir nach der Wunschliste vor, würden wir den Menschen bald eliminieren, wozu der Körper, wozu das Doppelkinn, die Falten, wozu geschweifte Jacketts, wozu die *Details*, zur Hölle mit den Details, ja, niemand braucht den einzelnen Menschen, wozu ist ein extra Einstein und ein Zoltán Varga gut, alles möge vereint sein, ein einheitliches Dasein … Und dann steht zu befürchten, wir würden das Gott nennen. Oder wir wären in einer Novelle von Lem.

Wir sind also so weit gekommen, dass ich (wieder einmal) nicht verstehe, wozu die Schöpfung erschaffen worden ist. Eines weiß ich, oder ich erinnere mich, jedenfalls ist mir so, als wäre sie mit der Liebe verbunden.

Herr, das ist zweifellos deine größte Idee, die Liebe. Der kann man nicht auf den Grund gehen. Oder sie ist so einfach, dass es nichts in ihr gibt, wo man hingehen könnte. Dann die Missgriffe der Liebe. Ihre Verwüstungen. Die in ihrem Namen begangenen Niederträchtigkeiten. Und überhaupt, wie die Liebe Christi immer mehr von der der Pharisäer abgelöst wird. Hingegentlich aber war am Morgen das Toastbrot, auf Ungarisch »pirítós«, am Rand verbrannt. Als Kinder nannten wir es Piritus, Papst Piritus XII., zu Hause wurde ich dafür nicht gescholten, aber meine Großmutter, die hätte mich gezaust! Zugegeben, sie hatte Pius XII. noch als Pacelli getroffen.

Csanád will das Schwarze abschneiden, weil das karzinogen sei. Darauf ich mit einem homerischen (den Hummer streiche ich) Gelächter, Wasser in die Donau?! Mir kommt er mit karzinogen? Zu spät, meine Geschwulst (ich habe nichts von Mutzilein gesagt, das ist geheim – leidet darunter, sie möchte mit mir Arm in Arm zum Brunnen, vergeblich sage ich, dass ich noch nie am Brunnen war, und jetzt schreibe ich es doch hin, selbst wenn ich es nicht sollte, Es ist ein Krug zerbrochen worden, hör ich), meine Geschwulst würde dieser neuen, von der Brotrinde verursachten, die Augen auskratzen, sie hinausprügeln, dass es ihr leid wäre, geboren worden zu sein.

Ist schon recht, Mutzilein, gib doch Ruh'. Sicherheitshalber: Nicht aufregen, geh scheißen. Der Reim ist schlecht, egal.

Mit ihr, nach dem Sex: Ich fühlte mich wie von der Straßenwalze überrollt, Pause, und bin auch noch toll gefickt worden.

Die Nachricht ist raus, in der »Branche«, ich weiß nicht so richtig, durch wen, ist aber auch einerlei. Jeder benimmt sich schön, erschüttert. Ich kann das nicht von außen sehen, den Bauchspeicheltanz oder das Tanzenlassen eines namhaften Mannes namens EP. Oh, wann werde ich mit mir selbst identisch werden? Die Frage beschäftigt mich nicht. Sie ist nicht meine Frage.

Das Zimmer ist kühl genug, ich ging hinaus, um nach der Post zu sehen, barfuß, alles ist schön warm, die Steine und auch die Sonnenstrahlen. Ich schaue genussvoll in die Sonne, mit geschlossenen Augen natürlich, breite die Flügel aus und fühle mich wunderbar. Als betete ich zur Sonnengottheit. Genauer: Als spräche ich ein Dankgebet. Steige auf, Sonne, gesegnete Sonne – wie geht es weiter?

Heute ist mir bis jetzt nichts Schlimmes passiert, Mutzi (oder Fräulein oder Darling, ist aber auch egal, jedenfalls sie dort drinnen, in mir, ich und nicht ich) ist fein wie eine englische Lady, die den Pennys mit zwei Fingern und abgespreiztem kleinen Finger greift. Aber sie greift ihn. Nie hätte ich gedacht, von der Sonnengottheit mit einem Sprung zu meinem Schwanz zu kommen, was heißt kommen, dort anzudocken. Kann es sein, dass ich mich statt mit meinem Schwanz mehr mit meiner Seele beschäftigen sollte? Notabene, ich *beschäftige* mich nicht mit meinem Schwanz, ich stecke ihn nur von Zeit zu Zeit hinein: in den Satz. Sehr witzig, kann man sagen.

Wie ich es sehe, verbessert meine Bauchspeicheldrüse, beziehungsweise deren modifizierte Version (sag mir nicht, meine Kleine, man hätte dir schon so etwas Schönes gesagt!), die Menschen. Sie entfaltet in ihnen das Gute, die Anteilnahme, die Aufmerksamkeit, ja, sie gelangen sogar in die Nähe der Liebe. Zunächst hatte ich gedacht, jedem seinen Bauchspeicheldrüsenkrebs, auf der Stelle, oder nein, nur mir, aber mir in voller Breite, lasst mich den Bauchspeicheldrüsenkrebs auch spielen, echot der ewige Zettel ... Prinzipiell hieße das, Fräulein Bauchspeichelchen-Mutzi würde die Menschheit gleichsam erlösen ... Vielleicht ist das eine Übertreibung. Früher hätte man mich deswegen, ohne nachzudenken, verbrannt. Und dann hätten sie sich an meiner Rehabilitierung abarbeiten können.

Donnerstag, 16. Juli 2015

Um das Obige klarzustellen. Die Folgerung, für das Heil der Menschheit brauche jeder seinen Bauchspeicheldrüsenkrebs, wäre ein Denkfehler. Nein. Das hingegen schon, dass es in jedem Augenblick der Schöpfung mindestens einen mit einer Mutzi braucht, um im Menschen, in der Schöpfung das Gute zu entfalten. Der Herr kann sich zufrieden zurücklehnen. (Das ist freilich noch zu verfeinern, müsste man doch wissen, wie viele Menschen von der Mutzi des einen erreicht werden, wie viele erschüttert werden, und dann wären da die Erschütterten zweiter Ordnung, die von den Erschütterten – offenbar weniger – erschüttert werden, somit erscheint die Frage vernünftig, Erschütterte wievielter Ordnung billigerweise noch zu berücksichtigen sind. Ich will nicht blasphemisieren, doch auch im Fall Christi ist Ähnliches passiert.

Anscheinend lohnt es sich, einem gewissen auserwählten Menschen eine Mutzi anzuhängen, denn so ist der Wirkungsgrad größer. Heutzutage ist es am klügsten [das steht zu befürchten], auf die Celebs zu setzen. Allerdings ist da noch das NP-Problem, das heißt, die Zahl der durch die Mutzi der Personen P Erschütterten ist groß, dagegen ist R(NP), der Grad der Erschütterung wahrscheinlich kleiner, somit ist R1(NP) [der Grad der Erschütterung bei den durch die Erschütterten erschütterten Personen] möglicherweise gar nicht mehr messbar, vielleicht ist nur ein Schulterzucken oder ein achtlos hingeworfener Satz: »Blöder Homo, du glaubst wohl auch alles«, zu erwarten, was wohl richtigerweise nicht als das bei einem Menschen plötzlich auftretende Gute gedeutet werden kann.

Hier gibt es also noch genug zu Ende zu denken. Doch das werde nicht ich tun. Schon daraus ist ersichtlich, wie beschwerlich die Schöpfung ist, was alles der Herr hat bedenken müssen. Ich bin wieder hier angelangt, dass ich nicht gern an seiner Stelle wäre.

Das wird als morgendliches Gehirnturnen zum Wecken wohl reichen.)

Wegen der kleinen Operation am Montag habe ich das Syncumar abgesetzt und steche mir morgens und abends in den Bauch. Angst und Stolz.

Dies wäre jedenfalls ein guter Anfangssatz (für welchen Text aber? für welchen Text?): Damit sich das in der Schöpfung enthaltene Gute entfalte (erscheine, sichtbar und erfahrbar werde), braucht es in jedem Augenblick der Schöpfung zumindest einen Menschen, der Bauchspeicheldrüsenkrebs hat. Ja, das müsste aber einfacher gefasst werden. Wenn aber einmal der Mantel da ist (wenn es ihn gibt), erst dann wollen wir mit dem Knopf herummurksen.

Oder wäre das nicht die Lösung, dass der Herr Bauchspeicheldrüsenkrebs haben sollte?? Dieser Krebs würde alle anderen ersetzen. Aha, hier waren wir aber schon einmal, vor ungefähr zweitausend Jahren.

Ich fick dich in den Arsch, als gäbe es kein Morgen. Das klingt wie eine Máraische Weisheit aus dem *Füves könyv* [Kräuterbuch]. Nachdem die Deutschen einmarschiert waren. Márai geht weiter, weil er ehrlich ist, und er spricht es aus, ja, sicher gibt es einen Morgen, an dem du nicht stehen noch sitzen können wirst, du bist ausgequetscht wie eine Zitrone. Freilich kann er – wie so oft – dem logischen, jedoch kitschnahen Gedanken nicht widerstehen, von hier, scharf einatmend, und unsere Arschbacken zusammenpressend, mit dem Schiffchen »Carpe diem« beim ewigen Heute anzulegen.

Samstag, 18. Juli 2015

11 Uhr am Abend. Der gestrige und auch der heutige Tag sind verronnen, dabei ging es mir gut. Mehrere Telefonate mit Krebsberichterstattung, das langweilt mich ein wenig, aber wie ich sehe, brauchen das die Leute, meine Leute, so mache ich es gern, lasse mich gern langweilen.

Ich konnte dem abendlichen Fernsehen nicht widerstehen, präzise: dem »Amadeus«, Forman. Gut, das zu sehen. Wie Salieri von Mozarts Musik wie von Gottes Musik spricht. So irgendwie. Weniger kann man nicht geben. Das lohnt sich nicht. Ja, davon bin ich weit entfernt (möglicherweise). Dann bleibe ich also noch eine Zeit am Leben, deswegen.

Gestern im Gastropub Fricska. Csaba, der geniale Kellner und die zwei jungen Köche. Und wir essen und existieren, als sei nichts geschehen. Dabei hieß es hingehen, schnell, schnell, solange der Geschmack meines Mundes, meines Gaumens noch nicht den Bach hinunter ist.

Heute habe ich mich wenig mir *ihr* beschäftigt, ich würde mich nicht wundern, wenn sie traurig und leicht enttäuscht wäre. Sie erwartet mehr von mir. Sie steht, wo sie steht, und schaut den Großen Wagen an. Sie schaut drinnen, in mir drinnen den Großen Wagen an. Dann hockt sie sich mit einer unerwarteten Wendung hin und lässt Wasser. Hörst du, mein Kleiner, hörst du mein *Geräusch*?

Gestern schlief ich auf der Terrasse. Daher der Große Wagen. Die zwei Wochen sind bald um, übermorgen Krankenhaus. Die Ausdehnung der Arbeit über die Onkologie hinaus ist nicht gelungen. Das stört mich. Weil es ein Fehler ist.

In den Bahnhöfen wird gratis Wasser verteilt (wegen der Gluthitze!).

Ich bin vor dem Fernseher sitzend eingeschlafen. Also gehen wir schlafen, meine Süße.

Sonntag, 19. Juli 2015

Ich bin am 8. Juli herausgekommen, das sind elf Tage, in diesen habe ich fünfzehn Seiten geschrieben (Notizen gemacht). Das sind neun richtige Seiten. Keine Heldentat.

Tamás Koltai ist gestorben. Wenn ich jetzt daran denke, dass auch ich binnen Wochen, dann habe ich keine, aber auch gar keine Angst. Das bedeutet entweder, dass dies keine wirkliche Möglichkeit ist, also ist mein möglicher naher Tod nur ein Gedankenspiel, oder dass ich nichts von dem begreife, was mit mir geschieht. Auch das ist ein Gedankenspiel.

Es fällt mir schwer, Müdigkeit von Faulheit zu unterscheiden. Und Faulheit von Unachtsamkeit, und von der Unachtsamkeit kann man nicht wissen, ob es die übliche ist oder von dem »Zustand« herrührt, gleich einer Schlange sich in den eigenen Schwanz beißend (wie ein Gutteil der postmodernen Reflexe, diese Kurve aber möchte ich jetzt nicht gern nehmen).

Vorhin habe ich Micu die letzten Seiten vorgelesen (das Sonntagsmahl hatte seinen Schatten vorausgeworfen), er meint, ich solle mich nicht allzu sehr in meine Bauchspeicheldrüse verlieben, das halte er für gefährlich. Dass er diese feine Einfühlsamkeit nicht von mir geerbt hat, ist fast sicher, doch möchte ich damit nicht protzen. Er hat mir irgendwelche Goji-Beeren mitgebracht, die gerade in der Gesundheitskolumne der »Népszabadság« beschrieben wurden. Im Wesentlichen heißt es, sie seien für alles gut, würden das Immunsystem kräftigen, die geschlechtliche Lust steigern, den Alterungsprozess verlangsamen, und sie hätten auch eine elegante Lösung für die Fermatsche Vermutung. Vorhin war ich hinausgegangen, um das vorzulesen, zweifelsohne mit einer kleinen ironischen Spitze, eigentlich aber als etwas Lustiges. Nach zwei Sätzen sprang Micu verärgert auf, ich solle damit aufhören, und was sei gut daran, aus allem einen Witz zu machen. Gitti sagte, sie habe das schon gelesen. Ausgezeichnet, sagte ich, wie in einem Roman von Maugham, also wisse jeder alles, und ich zog mich hierher zurück, in das innere Zimmer. Ein wenig später kam

Micu, er habe mich keineswegs beleidigen wollen, ich sei aber doch irgendwie beleidigt. Ich hob den Kopf gar nicht aus dem Text (aus diesem hier) und sagte, das wisse ich nicht, zweifellos hätte ich etwas angestellt, und ich schrieb weiter. Er ging. Unsere Reflexe sind anders, arm, wie wir sind. Jetzt muss ich aber den Tisch zum Mittagessen abräumen. Er ist voller Medikamentenschachteln.

Montag, 20. Juli 2015

Drinnen. Oberarzt E. legte mir den Port. Es werde wehtun. Zuvor fragte ich den Assistenten, ich fragte wie ein Kind, wird es wehtun? Ja, sagte er mit einer guten Natürlichkeit, und auch danach noch. E. spricht wie ein Fußballer, das dürfte er eigentlich nicht, bei mir liegt er aber gut damit.

Inzwischen zurück, das Tröpfeln beginnt, 13.56 Uhr.

Gestern Telefon mit Gothár. Sehr nett. Ja, Sie hören ganz richtig, nett. Übrigens ist er das zu mir fast immer. Wenn dies alles nur geschehen sei, weil ich ihm kein Drehbuch schreiben wolle, dann nehme er Abstand davon. Das andere, das er sagte, ist sehr interessant. Das darfst du nicht schreiben, sagte er bestimmt. Ich lache, warum? Du kannst über so viel schreiben, das bitte nicht. Ich wiederhole: Interessant.

Ich schaufelte das Mittagessen rein, gebackener Fisch mit Mayonnaise, mir schmeckt sogar das.

Es tröpfelt – 17.32 Uhr. Und es tut tatsächlich weh. An meiner rechten Brust hat sich ein großer Buckel gebildet, das ist angeblich normal.

Ich habe nicht viel im Kopf, ich will nicht besonders viel.

Drüschen, mein liebes Drüschen. Wer ist der Herr im Haus? Oder ist nicht das die Frage? Gibt es weder einen Herrn noch ein Haus?

Ich habe gut zu Abend gegessen, leichte Befürchtungen, dass genau das zur Übelkeit führen werde. Eine leichte Ungewissheit.

Als ihn der Rettungsdienst abholte, weil es ihn schwindelte und er keine Luft bekam, und er aus dem Haus, aus der Wohnung gebracht wurde, hinunter mit dem Lift, am Postamt vorbei, über den Gehsteig zum Auto, da schrieb Brodkey diese schönen Sätze: »So endete mein Leben. Und mein Sterben begann.«

Oder eher meine Agonie? Also das kann ich nicht authentisch niederschreiben. Ich sehe mich nicht, fühle mich nicht, weiß mich nicht als Sterbenden. Wenn nicht ein jeder ein Sterbender ist, wenn wir nicht unser Leben als ein Sterben sehen wollen. Wir schlüpfen aus unserer Mutter und fangen sofortiglich (!) zu sterben an. So denke ich aber nicht. Bis jetzt habe ich gewiss nicht so gedacht.

Hitzewelle. Mein Nacken schwitzt. Es gibt Besseres. (21.42 Uhr)

Dienstag, 21. Juli 2015

Eine akzeptable Nacht, sieben Stunden Schlaf mit vielen Unterbrechungen. Die Stelle des Ports schmerzt anhaltend, wie der Druck der Seele/des Herzens. Wo Physik, Physis und Seele zusammentreffen …

Brodkey: Der Tod (das Sterben) ist schließlich ein Gemeinplatz. – Müsste ich meine geliebte Drüse denn aus größerer Nähe zum Tod auffassen? Wäre das ein Zeichen des Respekts? Oder eher der Selbstüberhöhung?

Er schreibt darüber, dass er zu seinem Arzt sagt (großspurig, wie er bemerkt): »Es geht doch bloß um den Tod. Ist ja nicht so, als würde man die Haare oder sein ganzes Geld verlieren. Mit dieser Sache hier muss ich nicht leben.« Er spricht gut, das sind gute Sätze.

Dabei fällt mir ein, dass ich zurzeit keine unmittelbare Verbindung zum Tod habe. Während ich diese den Menschen hier im Krankenhaus sehr wohl ansehe. Und prinzipiell bin ich genauso wie sie, nur habe ich nicht so viel abgenommen, und ich grinse höflicher. Wahr ist allerdings, dass der Arzt das Wort Tod nicht ausgesprochen hat. Krebs ist ein großes Wort, die Krebsbehandlung aber eine Bagatelle. Brodkey sagt es gerade umgekehrt, ich glaube ihn zu verstehen.

Wir sind zum Röntgen gedüst. Der Junge mit dem Rollstuhl ist lichtempfindlich. Das ist auch nicht einfach. Frau Dr. B. sagt jetzt, es sei gut gelungen. – Karfiolsuppe, Lasagne. Hat mir nicht geschmeckt. Kleine Übelkeit, ich leg mich dann mal hin.

Marcell war hier, er brachte dies und das, die Zeitung hatte er im Auto vergessen, er ging hinaus, um sie zu holen. Scheinbar eine Kleinigkeit, dabei ausgesprochen heroisch, denn es wäre so leicht, so selbstverständlich gewesen, sie dort zu lassen, auch ich habe ihm zugeredet, nicht zu gehen. Überhaupt, er hat alles gut gemacht. Und schön war er auch. Er läuft, es tut ihm gut, er fühlt sich in seinem Körper wohl.

Wirklich, wie fühle ich mich in meinem Körper? Oder mein Körper in mir? Oder wie.

22.54 Uhr. Übelkeit. Kampf. Wie kann die Welt so schlecht sein?, flüstert sie von innen. Das sagst gerade du, Himmel nochmal? So viel bin ich geneigt zu akzeptieren, dass sie nicht gut ist. Sie ist nicht mit dem Paar gut – böse zu beschreiben. Aber komm mir nicht damit, dass ich um elf Uhr in der Nacht erklären soll, wie die Welt aussieht.

Mittwoch, 22. Juli 2015

Scheißescheiße, hauche ich weich in den Morgen. Das ist das erste Wort des Tages. Der eingesetzte Port zieht, brennt und schindet meine Haut. – Mutverlust. Ich habe keine Lust zum Essen. Das hat es schon lange nicht mehr gegeben. Dahinsiechen – als Lebensprogramm. Immer bleicher, immer durchsichtiger werden. Dann fliegen die Zellen irgendwie einzeln, wie Luftballons, davon. Und das Bett ist leer,

Donnerstag, 23. Juli 2015

Es ist schon wieder Abend. Den gestrigen Satz habe ich gar nicht beendet. Ich könnte es auch nicht. Die Zeit ist wieder (weg)gesickert. Sie ist aber nicht so schlecht vergangen, mit dem Nichts. Ich habe nicht geschrieben, nicht gelesen (nur Zeitungen) – ich bin von magyarischem Adel. Wieder Durchfall, ich habe mich gleichsam von mir selbst befreit. Bin aus mir verschwunden. Lesen, lesen, lesen. – Jetzt schaue ich zwischendurch fern. Aber es tut mir ziemlich wohl, so dem Nichtstun zu frönen. Ich bin irgendwie von vornherein müde. Wieder.

Freitag, 24. Juli 2015

Es geht mir gut. Mir ist, als ginge es mir gut, um die 82 kg. 82 bin ich geworden, dies Gewicht ist eine Überraschung. Wenn mich auch die Krankheit so ziemlich besetzt hat, ich meine, eingenommen, der Satz will und will sich nicht zum Sinnvollen wenden, eingenommen, wie eine Burg, möchte ich doch vor dem Hohen Gericht festhalten, ich bin nicht mit meiner Krankheit identisch. Ich kenne sie (so ungefähr), unser Verhältnis kann als eng bezeichnet werden, aber ich ersuche Sie zu differenzieren. Ich glaube, es ist genug, wenn ich differenziere. (Kleines Ungarisches Gedankensp.)

Brodkey hatte Atemnot. Daraufhin verlor er sein ganzes Gefühl für Stil und Poesie. Alles war von Atemnot und von diesem Todesurteil bestimmt. Nur das Krankenhaus und das Ticken der Momente (um den deutschen Satz misszuverstehen).

Eine schöne Beobachtung: Die einzelnen Momente wurden außerordentlich tiefenlos – nicht wertlos, aber flach und bedeutend leerer. Und weiter: Wenn du erfährst, dass du unheilbar krank bist, wird die Zeit zu einer höchst verwirrenden, vielleicht uninteressanten, banalen Sache. Doch dass dir gleichgültig ist, ob du lebst oder stirbst, schmerzt die Deinen.

Ich freunde mich hier mit meiner Mutzi an, und kommt es dann so, dass sie mich unvermittelt erdolcht? Sie umarmt mich mit einem Messer in der Hand. Sie hat gar keine Hand. Einen Kopf hat sie, das stand im Bericht. – Nicht: erdolcht, sondern ermordet, das klingt härter.

Samstag, 25. Juli 2015

Gut geschlafen. Überhaupt, alles ist gut. Inzwischen wurde es wieder Nachmittag, das Versickern der Zeit ist geblieben, das ist nicht gut. Aber am Vormittag wurden den Geräten Virenschutzprogramme verpasst. Ich habe es auch Józsi Sz., dem PC-Menschen erzählt, weil ich es erzählen musste (wie ich fühlte). Aber er hat es locker genommen, gut so.

Zur Einfachen Blixen-Version ein Beginn, vielleicht (eine 56-er Geschichte, Fußballer, nach Dänemark, etwa Herr Károly): Ich verstehe mich nicht aufs Schreiben, wenn ich es aber nicht niederschreibe, vergesse ich es. Und das will ich nie vergessen. Ich verstehe mich auf den Ball und auf die Frauen, innerhalb derer eher nur aufs Vögeln.

Ich esse, trinke. Der Verband hat sich von meiner Brust gelöst. Die Wunde, die Naht sind zu sehen. Und die blauen Verfärbungen. Ein wenig, als hätte man mich verprügelt. Ja, ein bisschen ist mir wirklich so.

Das Ziel geht verloren, oder es verschwindet – für meine Umgebung (könnten da keine Namen genannt werden? Reale Menschen, Männer, Frauen namhaft gemacht werden?) erscheint das am schwersten. Dass ich nicht sterben soll? Das ist viel. Dass sie mir wieder einen Leberschutztee bringen? Das ist wenig. Und wer weiter weg ist, geographisch? Das Netz der frustrierten Hilfen. Hier brauche ich ein Attribut, welches Netz.

Ich war noch nie so richtig (wirklich, rechtschaffen) krank. Niemals beugte sich ein Arzt resignierend über mich. Nie lief das Haus jammernd zusammen. (Es kostet mich viel, nein, ziemlich viel, aber echte Kraft, nicht zu schreiben: Klein und Groß im ganzen Haus. Vergeblich bittet mich Micu, ich kann mich aus den Wörtern nicht herauswinden. Noch schlimmer: Am ehesten denke ich, das sei mein Sine qua non. Das macht, dass ich ich bin. Ob das wohl wahr ist?)

Vielleicht müsste ich spüren, dass ich mich verändert habe. Also ich habe zweifelsohne neue Zellen bekommen, somit einen neuen Körper. Dann ist auch das »Ich« neu. Auch den alten kannte ich nicht besonders gut. Was sind dann jetzt meine Chancen? Überhaupt, will ich das? Oder kann ich das nicht wollen? – Schon wieder Gedankenspiele. Einerlei, notieren wir weiter und erzählen wir Geschichten.

Glosse. Gergely Gulyás deklariert, dass die schlechte Meinung über uns (*unsere* schlechte Presse) im Ausland von der Linken heraufbeschworen wird. Mit einer jetzigen Wendung (meiner Wendung): Ja, ich werde in Dummheit sterben, wenn er uns das nicht verrät. Sagen wir ihm innigsten Dank. – Sammeln und mit einem Titel versehen: Vaterländische Glossen? Wenn auch die Frage der Reporterin, ob Eszter Horgas die Flöte aus Leidenschaft, aus Liebe spielt, nur unter größter Mühe in das vaterländische Programm einzupassen ist. Vielleicht sollte ich über ernstere Themen schreiben, wer aber könnte sagen, was ernst ist und was nicht. Allerdings gibt es auch hierfür schon einen Staatssekretär. Oder einen stellvertretenden. Oh, oder einen *noch besseren*, noch höheren. Der uns sagt, wie viel und wohin. Der uns sagt (Lachen auf der Galerie), wo der Herrgott wohnt.

Vom Tod anderer, vom Tod meines Vaters, meiner Mutter, hatte ich noch dies und das gedacht, doch von meinem, glaube ich, nichts. Immer nur dieses »ich glaube«. Ich glaube, mir ist gar nie in den Sinn gekommen, ich würde irgendwann sterben. Nicht dass ich gedacht hätte, ich würde nicht sterben. Mein möglicher Tod hatte mich nie berührt. Jetzt scheint es, diese Möglichkeit sei näher gerückt, sie berührt mich aber auch jetzt nicht. Manchmal muss ich wirklich denken, ich sei ein ernsthafter Gläubiger, dort auf der Handfläche Gottes, und wenn ich auch nicht gerade darauf warte, meinem himmlischen Vater unmittelbar zu begegnen, empfinde ich das eine wie auch das andere als gleichartig. Und dies hier, diese irdische *Version*, finde ich gut, wenn ich auch weiß, sie ist gerade nicht so angesagt. Um in den dunstigen Raum zwischen Márai und einem untalentierten Pfarrer aus der Provinz zu treten: Es ist gut zu leben.

Und ist es dann auch gut zu sterben? Dann gäbe es gar kein Gut und kein Böse? Theoretisch bliebe dann noch die Agonie als das Böse. Doch darüber dann später. Bis dorthin lebe und sterbe ich *für dich*.

Nie hatte ich »die bedrohliche Gegenwart des Todes« (Brodkey) gespürt. Da fällt mir ein, ich war auch noch nie in Lebensgefahr. Auch habe ich keinen Menschen getötet. Was für ein ödes Leben. Wir setzen aber hier kein Ausrufezeichen, gar so öde ist es nicht. Zumindest habe ich geliebt, das ist auch etwas.

Sonntag, 26. Juli 2015

Wieder ist es, unversehens, 11 Uhr geworden. Der Morgen kann sowas von zäh verrinnen. Wie schön das Schlafen ist! Schön und leicht. Denn abends herrscht schon eine gewisse Aufregung, ob die Nacht *gelingt*. Sie ist wieder gelungen. Gestern brüstete ich mich vor meinen Brüdern (einzeln) mit meinen zusammengenähten Stellen um den eingesetzten Port. Ich bin genäht, es sieht tatsächlich so aus. Was wäre das für ein Titel: Aus den Aufzeichnungen eines zusammengenähten Mannes? Unter-, höchstens ein Untertitel. Und er verwiese offensichtlich auf ein kosmetisches Abenteuer.

Auch der Tod in der Natur, der Verfall hat mich nie so richtig ergriffen. Verendete Tiere, zum Beispiel. Eine überfahrene Katze, ein Hund. Kalt blieb mein stahlgrauer Blick. Das hängt vielleicht mit meiner bäuerlichen Vergangenheit zusammen, mit der Deportation. In allem etwas Praktisches sehen, von Zeit zu Zeit regnet es, von Zeit zu Zeit wird eine Katze überfahren, und der Hund wird hinfällig. Schöner gesagt: Ich erkenne die eisige Gleichgültigkeit der Natur in mir.

Dann gab es noch die Begräbnisse. An die erinnere ich mich insbesondere aus meiner Ministrantenzeit. Wieder der praktische Sinn, teils eine Art Arbeit, die man ordentlich erledigen muss, teils eine Möglichkeit zum Geldverdienen. Dort gab es allerdings viel Weinen und Wehklagen, die hielt ich aber eher für einen Teil des Rituals, nicht für wahre menschliche Gefühle, sondern für ein Erwartungen erfüllendes Verhalten, für Theater. Nicht gerade für Unaufrichtigkeit, aber doch für eine gespielte Szene.

Ich glaube, was ich auch immer behaupte, zu welcher Behauptung ich auch gelange, werde ich später unsicher, ob ich wirklich sagen will, was ich sage, ob es auch wirklich wahr ist. – Wie oft passiert es mir, dass ich einfach vergesse, dass jemand schon tot ist. Deswegen schäme ich mich zwar, aber nicht lange, und vergesse aufs Neue, dass ich (das Vergessen) vergessen habe. Mit meinem Gehirn würde ich nicht weit kommen, auch wenn es zuweilen rege ist.

Wenn ich »das« als Stoff ansehe, dann ergeht es mir gut (dann ergeht es dem Text gut; also mal schnell eine kleine Albernheit: ich bin perplex: Bin ich der Text?), wenn ich mich irgendwie (!), wenn ich mich von mir entferne, hinein in eine Geschichte, die sollte alles aufsaugen … Denn die müsste nicht von mir handeln, sondern – wenn es eine gibt, eine geben wird – von der Erfahrung. Und darüber sagt eine »weiter entfernte« Geschichte mehr. Oder mit meinem gewohnten Zaudern: Als würde sie mehr sagen.

Brodkey bringt den Tod mit Schweigen in Verbindung. Es sei an der Zeit, dass Schweigen einkehre, dass seine Zeit gekommen sei. Wollte ich das so sehen, dann, es tut mir leid, dann bin ich noch nicht reif für den Tod. Ich möchte noch sprechen. Nicht mich unterhalten, plaudern, sondern etwas sagen. Was, das wusste ich nie, das stellte sich meistens im Nachhinein oder zwischendurch heraus, aber ich hielt dieses Nichtwissen für eine Tugend. Wie dem auch sei – es gibt sie.

Ich habe mein Leben gemocht, schreibt Brodkey. Ich auch. Selbst dieses, schreibt er. Ich auch. Ich hatte Glück. Mein inneres Fräulein würde ich auf Anhieb nicht als ein Glück bezeichnen, diese Wendung oder Aufregung habe ich nicht herbeigesehnt, aber warten wir das Ende ab. Davon hängt es ab, ob ich etwas mit dem anfangen kann, was kommt. Ich denke natürlich an das Schreiben, Micus offensichtlich nicht. Ob mein Leben etwas damit anfangen kann, was jetzt geschieht. Ich aber denke, wenn mein Schreiben das kann, dann *konnte* es auch mein Leben. – Ich gehe nur im Kreis.

Auf Brodkeys Spuren müsste ich mir auch die Frage stellen, ob das Fehlen einer Furcht vor dem Tod eventuell Trägheit und zu geringe mentale Wachsamkeit sei, die feige Unfähigkeit, Unbegabtheit, zu sehen (einzusehen), dass Entsetzliches nun einmal entsetzlich ist. Ein anständiger Schriftsteller fürchtet und ängstigt sich mehr als ich. Das also wäre, in Anbetracht dessen, dass ich ein ausgesprochener Schriftsteller bin, lediglich Koketterie. Wenn man hingegen nur den Durchschnitt zählte, wäre es wahr. Also was ist jetzt los? Was, zum Teufel, ist jetzt los, sage ich, wie aus der Hüfte geschossen.

Montag, 27. Juli 2015

Ich renne nur mir selbst hinterher. Es ist halb 4 und bis jetzt nur Gesicker. Ich schlief bis halb 10, das tat mir sehr wohl. Ich hatte das Schlafen bisher schon als eine Leistung, als Manifestation eines Talentes betrachtet, doch jetzt glaube ich, es besitzt in der Tat Heilkräfte. Das heißt, ich wachte zufrieden auf, wenngleich ich gestern ein frühes Aufstehen geplant hatte, einen beinahe schon richtigen Arbeitstag. In Anbetracht dessen ist es halb 4. Die Zeit verging zunächst mit einem bedächtigen Frühstück, mit Medikamenteneinnahme und Zeitunglesen, dann kam Marcell mit den Kindern, dann Zsozsó mit den ihren von Szigliget. Zu Mittag gab es einen köstlichen saftigen Kartoffelauflauf, ich nahm mir zweimal. In Wirklichkeit dreimal, doch das hat niemand gesehen.

Und jetzt ist es auf einmal halb 5. Rätselhaft.

Brodkey schreibt von analen Spielereien (jetzt, da er frei von Scheu über diese schreiben kann), die ich fürs Erste als analytische gelesen und auch genau verstanden habe. Nun, ich könnte nur über meine analytischen Spiele furchtlos berichten. Ob sich wohl meine Überlebenschancen verbesserten, wenn ich jemanden in den Arsch fickte? Dabei fällt mir meine Mama ein, wie sie mich schelten würde. Nichtwahrnicht! (Nichtwahrnicht kann sie das nicht mehr.) Der Weg unseres Lebens ist mit Nichtwahrs gepflastert. Mir hat der Krebs offenbar den Verstand genommen, zumindest aber hat er mir auf die Feder gepisst. Hierzu aber fällt mir ein, dass ich während der morgendlichen Langsamkeit einen Blick in eine Fernseh-Kochshow tat, in der gerade Hummer gustiös verarbeitet wurden, (lang und gustiös, pardon, pardon, pardon).

Ich schlafe gelegentlich ein. Wer bin ich, und wo? Und wann? Als interessierte mich die Frage nur in praktischer Hinsicht. Damit ich meinen Durst nicht mit Meerwasser lösche statt mit dem Wasser eines Gebirgsbaches – das ist das Wo. Wer – ja, der könnte eigentlich immer Wasser trinken. Übrigens, welches Tier trinkt kein Wasser? Schon wieder: Wo wäre ich, wenn ich den Stoff des Gymnasiums so richtig intus hätte? Dabei war ich Vorzugsschüler, nicht wahr, in einer der besten, strengsten Schulen. Ein Vorzugsschüler, verdammt.

Brodkey liefert eine schöne Beschreibung seines Körpers, der sieht jetzt einem verkrüppelten Kaninchen ähnlich, das er nicht streicheln mag, das er vergisst, rechtzeitig zu füttern, mit dem zu spielen, es kennenzulernen ihm die Zeit fehlt, ein nutzloses Kaninchen in einem Käfig, das freizulassen grausam wäre. Es kennt kein Gebet, mit dem es um sein Überleben bitten könnte. Oder um die Möglichkeit eines leichten Todes. Es ist nicht mehr als eine zur Hälfte gefressene Beute. Wie eine erbeutete Schlange, ein erbeutetes Kaninchen in einem ornithologischen Band von Audubon.

Dienstag, 28. Juli 2015

Ich muss nicht einmal mehr sagen, dass es Abend ist. Dass es auf einmal Abend geworden ist. Am Morgen bin ich hineingegangen, zu dieser onkothermischen Bestrahlung. Die Nebenwirkungen habe ich wieder vergessen, jedenfalls bin ich jetzt schwach und mich schwindelt es. Am Nachmittag habe ich geschlafen. Ich habe versucht, meine Ärztin zu erreichen. Die Zeit ist verronnen. Sie entgleitet neuerdings meinen Händen. Das erlebe ich ganz stark, ansonsten wohl eher eine Erfahrung alter Leute, man hat für nichts Zeit, man rennt ihr nur hinterher.

Ich renne nur mir selbst hinterher, so beginnt die gestrige Eintragung. Daraufhin erhebt *jemand* die Stimme von innen: Mir sollst du nachrennen, Alter! – Sie nimmt bei mir Fußballsitten an, nein, Fußballersitten.

Das ist eigentlich unerträglich, ziemlich unerträglich, wie jemand mit zusammengepressten Lippen lächelnd Hoffnung ausstrahlt – für mich. Ich will aber nicht undankbar sein, ich würde nur sagen, wie in der *Kleinen Ungarischen Pornographie* eine Hure (?) sagt: Kränke dich nicht, Kleiner. Das ist es nicht, was die Nation vorwärtsbringt. Ich sehe schon, da werde ich immer wieder hineinrennen. Teils das erschrockene Wehklagen voller Mitgefühl, das ist ja schrecklich, na sowas, teils der erschrockene Hoffnungsdruck voller Mitgefühl.

Keiner will den Tod zur Kenntnis nehmen, sie sind erschrocken. Ihren Schrecken teile ich nicht, das habe ich schon erwähnt. Damit will ich mich aber nicht brüsten, ich sage bloß, es hat mich nicht berührt. Und ich sage es justament nicht so, es hat mich noch, noch nicht berührt. Ich warte nicht darauf, dass du kommst, und ich flehe nicht, bete nicht, fluche nicht, dass du nicht kommst. Du kannst mir im Mondschein begegnen, Alte. Zu viel. Und warum sollte ich sie auch noch duzen.

Heute Nachmittag, als sich niemand in meiner Nähe befand, fragte ich mein Fräulein, ob sie wisse, was eine kovalente Bindung sei. Woher die kovalente Bindung kam, weiß ich nicht mehr. Klar wisse sie das, nicht genau, aber das sei eine chemische Bindung, und mein süßer Péter. Meine Lippen formen schon das Wort, ich sage: Fickdich, ich sterbe deppert, wenn du es mir nicht sagst. Eine chemische Bindung?! Wahnsinn, als gäbe es eine andere. Sie gickelte, ja was ist das wieder, in ihrer Situation zu gickeln, ein Bauchspeicheldrüsenkrebs hat bei mir nicht lustig zu sein. Obwohl, ich weiß nicht. Und da fiel mir der große Jan Kovalent ein. Und ich begann zu erzählen. Sie hörte begeistert zu. Ihre Begeisterung schob mich und meine Erzählung immer weiter voran. Nur am Ende erkannte ich, dass sie die ganze Geschichte hindurch ebenso gut hätte schluchzen können.

Ich weiß gar nicht, wo ich beginnen soll. Der junge Jan Kovalent galt als ein vielversprechendes Mitglied der tschechoslowakischen Ski-Jugendauswahl. Er besaß kein großes Talent, aber er war begabt und auch fleißig. Die Trainer blieben abwartend, bei jungen Leuten kann sich jedes Wunder ereignen. Allerdings wird aus nichts aber auch nichts. Sie blieben eher achtlos abwartend. Sie trainierten meistens in der Slowakei, es kann auch sein, dass Kovalent ursprünglich Slowake war, gemäß der hochherrschaftlichen ungarischen Auffassung aber kann man das nie wissen. Es ist kaum von Bedeutung, und wenn doch, dann nur von ganz geringer Bedeutung, ich komme noch darauf zurück.

Zwei Sachen bremsten den jungen Mann. Die eine Sache war das mit dem Talent, wie schon erwähnt, sein Talent war nicht überbordend, Talent aber ist nur dann Talent, wenn es überbordet, ein gerade noch ausreichendes ist eben kein Talent. Das ist eine Fähigkeit, Fertigkeit, egal, wie wir es bezeichnen. Talent darf nicht verhältnismäßig, nicht berechenbar sein, es muss etwas Verstörendes enthalten.

Die andere Sache war sein sog. freies Knie. Das kann ich nur mit einem Vergleich beschreiben, es war, als fehlten ihm die Bänder am und um das Knie herum. Um in der Erzählung vorwärtszuspringen, war die erste Absicht der Kovalent-Bindung, dies zu beheben. Beziehungsweise haben wir hier gleich eine Abzweigung, zur französischen Linie, den Jean-Claude-Killy-Faden. Wie in der gesamten Kovalent-Legende, gibt es auch hier viele unklare Momente. Und das ist noch vornehm ausgedrückt, um selbst auch unklar zu sein. Doch werde ich bald ein Licht werfen – überallhin. Da wirst du aber blinzeln.

Das Wesentliche an der Kovalent-Bindung, das Herz der Lösung kann nur schwer erklärt werden. Beziehungsweise ist es schwer zu verstehen, um erst einmal vor der eigenen Haustür zu kehren. Von dem entsprechenden Besen wäre auch noch so manches zu erzählen, aber das lassen wir jetzt. Wer die Brücke über die Zagyva bei Hatvan gesehen hat, der ahnt mehr oder minder, woran ich denke. Dort hat man eine, am ehesten an ein Möbius-Band gemahnende Überbindung verwendet, eine Überbrückung, die als der Kern der Kovalent-Bindung gelten kann. Beweisen kann es niemand, doch ist es überaus vorstellbar, dass der kleine Jan während eines Trainingslagers in der Südslowakei versehentlich über die Grenze hinausgeraten ist, hinunter bis Hatvan, und dort hat er sich diesen Anblick eingeprägt. Ich sag ja, ich weiß es nicht, weil ich es nicht wissen kann, doch ist diese Möglichkeit keineswegs auszuschließen.

Wir können uns die Aufregung seiner Mutter vorstellen, als sie die Kunde vom verirrten Kind vernahm. Ich darf hier anmerken, Margarita, denn so hieß sie, war meiner Erinnerung nach polnischer Abstammung, und sie war selbst ein gottbegnadetes Skitalent. Das aber nie, versteh mich richtig, niemals Ski gefahren ist. Doch wusste jeder vom Fach, dass sie die Numero uno war. Eigentlich una, nicht wahr. Sie hatte sich für die Familie entschieden, was auch für ihre polnische Herkunft spricht. Was Jan betrifft, war sie voreingenommen, aber Mütter sind nun mal so.

Und dann stellen wir uns dieses verlaufene Kind vor, diese tschechisch-slowakisch-polnische Mischkulanz, es steht am Ufer der Zagyva und schaut nur, es schaut nur die Brücke an. Es schaut sie an, und wenn es sie auch nicht versteht, prägt sie sich ihm doch ganz fest ein. Die fachliche Herausforderung hier besteht darin, dass die Zagyva einmal nur einen Meter tief ist, ein anderes Mal aber das Wehr heulend und tosend wie ein wildes Tier durchbricht.

Das Ski-Gen stak also im jungen Mann, doch schlenkerte auch dieses gewisse freie Knie dort herum. 56 ging er kurzerhand nach Frankreich. Er wurde seiner Heimat nicht untreu, er hatte sie im Herzen mitgenommen, dieses 56 war bei den Tschechen ohnehin anders, wobei aber diese Trainingslager in der Südslowakei ... Also konnte der Geist der ungarischen Revolution zuweilen hinübergeweht sein.

Ich sehe ein, all das ist ziemlich verworren, doch ist das Leben nicht *genau* so? Unser Leben wird sozusagen nicht auf dem Reißbrett geboren.

Hier werde ich morgen fortsetzen, weil ich einerseits mit Szüts telefonieren muss, andererseits will ich im Fernsehen »The West Wing« – Im Zentrum der Macht ansehen. Und ich bin müde und schläfrig. Aus dem PC singen die Beatles. Was gibt es noch? Den Großen Wagen.

Mittwoch, 29. Juli 2015

In Paris wurde Kovalent festlich empfangen. Zwar konnte er keine bedeutenden Ergebnisse vorweisen, doch um ihn herum hatte sich ein gewisser geheimnisvoller (von Mythos zu sprechen wäre vielleicht übertrieben) Ruf gebildet. Dazu kam noch die bekannte Novelle von Hemingway, *Buffalo Hunt in P.* Nur wenige wussten es, hauptsächlich die Frauen um Ernest, dass jenes »P.« nicht die Abkürzung von Pussy war, sondern von Prag, und dass Juan, der Romanheld, ein wahrer Freund der Büffel war (auf dieser Realität beruhte das Drama des kleinen Meisterwerkes, wer von uns hätte das seinerzeit nicht bei der Pflichtlektüre gelernt; Hemingway war der Star der Gymnasien, gestehen wir, wegen der Kürze; wo sonst konnte man einen Autor mit vier, fünf Seiten abhaken?, dazu kam, dass wir auf diese Weise – pars pro toto – wirklich sein ganzes Werk kennenlernten), also dass das Modell des Juan mit der reinen Seele unser Jan gewesen war. Doch sehe ich, ich schweife zu sehr ab.

Wie wir aber wissen, auch Plinius der Jüngere bezieht sich darauf, jetzt will ich ihn in meiner Güte nicht zitieren, dieses »zu sehr« ist manchmal die Norm selbst; wie also passt die Kovalentsche Faust auf Hemingways Auge. Der junge Wissenschaftler Eco war überzeugt davon, dass Jan diese unbekannte Frau mit den Anführungszeichen war, vor der Hemingway sein ganzes Leben lang auf der Flucht war. Ich würde sagen, auf ihr, und jetzt erwähne ich das Anführungszeichen gar nicht, Hinterteil türmte Hemingway sein gesamtes Machogebäude, hier entsprang der fortgesetzte Maskulinitätswahn, die Männlichkeitsdemonstration, das galt es zu verdecken, zu kompensieren, diesen zerbrechlichen jungen tschechischen oder slowakischen oder halbpolnischen Mann mit seinem freien Knie, mit dem in ihm steckengebliebenen Talent. Eco befasste sich in seiner strukturalistischen Ära mit diesem in wissenschaftlichen Kreisen zwar geächteten, doch wohlbekannten Rätsel, und es kommt nicht von ungefähr, dass Elemér Hankiss, der in seinen Reflexen viele Ähnlichkeiten aufwies, sich dem anschloss. Den Hintergrund der statistischen Verfahren würde ich jetzt gern überspringen und nur das boulevardhaft einfache und umwerfende Endergebnis bekanntgeben: In den Texten Hemingways gibt es zweimal so viele Wörter, die mit »k« oder »K« beginnen, wie in sämtlichen anderen literarischen Texten. K, wie Kovalent. Man kriegt kaum Luft. Und noch etwas. Man ist es gewohnt, Hemingway als eine Art antiintellektuellen Büffel anzusehen, der aus purer Muskelkraft schreibt, ein Urtalent, das sich mit der Literatur selbst nicht beschäftigt, aus dem die Erzählung einfach nur so heraussprudelt, hervorquillt. Auf dieses »nur so« erteilt Hankiss eine pointierte, vielleicht allzu pointierte Antwort: Das ist der K-Effekt. Dieser Effekt trifft auch auf die Übersetzungen zu! Das ungarische Herz darf vor lauter Stolz höher schlagen, der Beste mit den »K«-s ist im Ungarischen Péter Pázmány, bei ihm steht als Multiplikator 1,93! Der einzige unter 2. Dies nur als Unterstützung für den Stehsatz bei Miklós Zrínyi, wir sind nicht minder als irgendwelche andere Nation. Vergessen wir nicht, in schwierigen, anationalen Zeiten reicht es, 1,93 zu sagen!

Donnerstag, 30. Juli 2015

Gereiztheit, Druck, Medikamente, eine Reihenfolge von Medikamenten, verwechselte Reihenfolgen, durcheinandergebrachte gute Ratschläge, aus irgendeinem Grund immer aggressiver aufgenommene gute Ratschläge (*All you need is love*, wird neben mir gespielt), verschobene Telefonanrufe, als wüchse auch die Enttäuschung an, die ich meiner Umgebung antue (die Umgebung als Person – Scherz!), am heutigen Morgen, der schon Mittag ist, da finde ich in mir nichts Positives, doch das ist vielleicht übertrieben – so sieht alles in allem meine schöne neue Welt aus. Ich bin ein Gegenstand, den wohlmeinende Hände hin und her schubsen, und ich verstehe nichts. Das Gegengewicht zum gestrigen Tag war Kovalent. Beinahe schon ein rauschhaftes Schreiben, wie das beim »normalen« Schreiben zu sein pflegt.

Schließlich bin ich abends zur »Cserba-Party« gegangen. Doch noch. Am Nachmittag war mir ein wenig schwindlig gewesen, ich erwachte mit leichtem Kopfschmerz. Lieber nicht hingehen. Doch dann nahm ich eine Kopfwehtablette und ging. Mir war aber dort auch ziemlich mau. Viele Unbekannte. Ich kenne Sie, allerdings von der anderen Seite der Mattscheibe. Ich grinste höflich. Gutes Chili con carne. Wegen einer Sache hat es sich gelohnt, hinzugehen: Das Gesicht des Laci Dés! Er freute sich so sehr über mich, ein selten schöner Moment. Mein selten schöner Moment. Ein Moment meines Lebens. Sein Gesicht strahlte, dieses starke Männergesicht. Es leuchtete, weil er mich erblickt, mich in einem Stück erblickt hatte, am Leben. Dieses Gesicht schloss auf einmal alles aus, es gab nichts anderes auf der weiten Welt, nur dieses Leuchten und den Grund dafür: mich. Selten kann man so intensiv ohne Narzissmus an sich denken. Danke. Aber zurück zu unserem Jan.

Wo waren wir, wie weit muss ich mich zurückbeugen? – Nirgends und nirgendwohin, denn während ich hier mit meiner Umgebung aneinandergeriet, die (die, welche) versuchte, mich gereizt zu lieben, was ich, meiner Meinung nach, mit verständlicher Gereiztheit entgegennahm, und während ich ein wenig zu Mittag aß, geniale Krautfleckerl (darf ich das?, ich weiß nicht, interessiert mich auch nicht), war die Zeit verronnen und ich musste ins Krankenhaus zur Bestrahlung. Ich suchte P. per Telefon, keine Details, ich muss wirklich los. Ich hocke da, ein mutloser Vogel. Bin zum Fliegen gemacht, hocken kann jeder. Wobei so ein richtiger, toller Hocker – der ist auch etwas. Der Onkel macht bloß Spaß.

Freitag, 31. Juli 2015

Vielleicht haben die gestrigen Telefonate Erfolg und es wird etwas aus der molekularen Onkologie (wenn sie so heißt). Das beruhigte auch alle im Haus. Schöne Mails mit dem Ton des Schreckens, der Verblüffung, der Sorge, der Ergriffenheit. Ich weiß, es ist beleidigend, wenn ich mich diesen Gefühlen nicht anschließe. Ich tue also, als ob. Ich nehme mein Fräulein Drüse nicht auf die leichte Schulter, doch weder erschreckt mich die Kleine, noch sehe ich auf zu ihr. Ich habe sie zur Kenntnis genommen, wundere mich nicht, bin nicht beleidigt (warum gerade ich), ich würde sagen, wir arbeiten gemeinsam an der Sache. Am Problem, das zweifelsfrei vorhanden ist, an der verfickten Scheiße usw., doch erwähne ich das nur, um zu zeigen: Ich kenne den Unterschied zwischen dem Bauchspeicheldrüsenkrebs und einem lockeren Wochenende unter Freunden, mit guten Weinen und genialem Grillen.

Mutz-pitz, ich gebe ihr allerlei Namen, Lady Carneval der Liebe wegen. Liebe machen. Was möchtest du? Was immer. Und du? Ich auch was immer. Stille. Wie soll das zum Vögeln führen?

Wenn ich mir deinen Schwanz greife (ihn berühre?, packe?), spüre ich (weiß ich, denke ich, hoffe ich), es kann nichts Übles passieren. Sattes Schulterzucken, du musst es wissen, Babyherz. Es kommt auf das Übel an.

Als wäre der Kovalent-Text die Wirklichkeit (die Wahrheit) und alles andere, die Medikamente, das Unwohlsein, überhaupt, das Verstreichen der Tage, der Notierer selbst, der Schreiber dieser Notizen – als wäre all das die geträumte Fiktion (die Dichtung). Mit dem Traum muss man natürlich achtgeben, aus einem Traum in einem anderen erwacht, wer könnte dann noch sagen, wo wir *jetzt* sind. Das Leben ein Traum, das ist schon erfunden. Ist es wohl tragisch, im Traum zu sterben? Hat das Größe? Und dann natürlich (ein Natürlich nach dem anderen), kann (so ein) Leben überhaupt Größe besitzen? Einst hatte man vielleicht gar nicht danach gefragt, was überhaupt groß sei. Aber jetzt ist nicht einst.

Setzen wir unsere Erzählung fort, Mutzi. Obwohl die beweismäßige Begründung der Jean-Claude-Killy-Abzweigung sich kaum von der bei Hemingway unterscheidet, bestärken doch die beiden Unsicherheiten einander in ihrer Unschärfe. In der Unschärfe, in verworrenen Geschehnissen findet sich das Zwielicht, mit dem wir Erzähler arbeiten können. Was ist denn überhaupt geschehen? Die Steine der Wirklichkeit liegen so ordentlich aufeinander wie die raffinierteste Fiktion. Ich möchte hier nicht über die Struktur der Welt reflektieren, packen wir aber die Gelegenheit beim Schopf und vermerken wir, nicht ohne uns zu freuen, dass die Schöpfung aber sowas von gut erfunden ist. Vielleicht kann das nicht missverstanden werden, ich habe viel darüber nachgedacht, doch hätte ich sie selbst nicht besser zusammenstoppeln können.

Kehren wir aber aus den Wolken der Träumerei zurück in die Wirklichkeit des irdischen Bodens. Unseren Erdboden bedeckt jetzt immer Schnee. Die Welt ist weiß, auch wenn wir das nicht besonders betonen. Und die schwarzen Punkte, die darauf wimmeln, das sind die Menschen als solche.

Zu jener Zeit stand Jean-Claude als Skilehrer im Dienst des französischen Skiverbandes. Warum man ihn nicht als Rennfahrer in Betracht gezogen hatte, das könnte eine eigene Geschichte werden, da er ja noch immer der Schnellste war. Mit Ausnahme des Slaloms, dort war der junge Camus (kein Verwandter!) schneller. Oder eher wendiger, ich möchte mich hier aber nicht in fachlichen Finessen verlieren. Ich merke nur an, dass die bloße Namensgleichheit Sartre fast verrückt machte. Dies ging so weit, dass Sartre, und das entnehmen wir dem geheimen, oder besser halb geheimen Tagebuch Beauvoirs, kaum aus Moskau zurück, Skistunden nahm. Was dann mehrere spöttisch als Zeichen eines flexiblen Rückgrats deuteten, als eine Geste für Moskau. Ein damaliger kurzer, aber wie gewohnt kämpferischer Essay schien das zu beweisen, er trug den Titel: Unter uns über Kutusow. Aber dem war nicht so. Beauvoir machte den Camus-Zusammenhang eindeutig. Wir müssen gar nicht betonen, welche mörderische Ironie diese paar Zeilen mit Blut tränkte. Das ganze Tagebuch ist bis zum heutigen Tag nicht erschienen. Das ist schwer zu verstehen, es passt nicht zum brillanten französischen Geist. Doch ist, wie man sagt, der Arm der Sartre-Gläubigen lang.

Ich würde meine Annahme gar nicht gewagt nennen, man habe Killy deshalb nicht als Rennläufer gesehen, weil er sich selbst nicht dafür gehalten hat. Das Wettkampftier in ihm war eingegangen. Er wollte nicht halbherzig Ski fahren. Im Gegenzug dazu versuchte sich Jan Kovalent, spektakulär, doch zugegeben, leicht verschroben, sprachlich verschroben, auch mit nur einem Bein.

Die Franzosen vertrauten insgeheim darauf, dass sie Killy auf die Pisten zurückzerren könnten. Sie wussten, ihm galt weder Geld noch Ruhm etwas, er war nicht korrumpierbar. Geh und rutsche, sagten sie ihm (auf Französisch klingt das nicht so komisch, ich will Marcell fragen, wie man das dort sagt). Und er bekam ein eigenes Tal bei Grenoble, ein Tal, also auch einen Abhang, den nur er befahren durfte. Das Tal wurde sogar nach ihm benannt, für ungarische Ohren klingt das nur so: Kilivali.

Dem schon erwähnten freien Knie geschuldet war die Haltung Kovalents nicht ideal. Killy versuchte sie beim sog. Trockentraining zu verbessern. Im Zuge des Trainings erwies sich die folgende als wirksamste Methode: Jean-Claude stellte sich dicht hinter Jan und flüsterte ihm von dort zu, so, gut, einknicken, ein Bein, das andere Bein, und so weiter, wie das eben der Beruf verlangte.

Doch das ist nicht die volle Wahrheit. Die nämlich begann so (wer hätte das gedacht, dass auch die Wahrheit beginnt?), dass Killy sich bei der vorigen Olympiade eine hässliche und unangenehme Hautkrankheit eingefangen hatte. Gar nicht mal an einer heiklen Körperstelle, an den Waden entstanden Pickel, die später zusammenwuchsen und eine Art Rabitzwand bildeten. Und dagegen half nichts. Nur der Zufall. Unser Held besaß eine seltsame Gewohnheit, er mochte es, sich zu entkleiden. Genauer, nackt zu sein. Alles, was er anziehen musste, nervte ihn. Ich bin ein Urmensch, so scherzte er im Freundeskreis, was keiner verstand und er nicht erläuterte.

Nun denn. (Es ist nicht leicht, diese mannigfaltigen Fäden zusammenzuhalten. Als bildeten sie alle Flüsse, Bäche, Rinnsale, die sich in Jan Kovalent ergossen.) Jean-Claude Killy fuhr im Kilivali, da ja dort außer ihm niemand fahren durfte, immer nackt im glitzernden Sonnenlicht. Es war ihm kalt, und auch nicht. Ultraviolette Strahlung gab es dort zuhauf. Und was stellte sich heraus? Dass diese vom Schnee zurückgeworfene Strahlung die beinahe schon ekligen Pickelhügelchen eliminierte.

Für das nun Folgende gibt es keine Zeugen, nichts außer vagem Hörensagen, dass es zwischen den beiden Männern etwas mehr gab als im Allgemeinen zwischen Männern üblich, etwas Ähnliches, was – im Allgemeinen – zwischen Mann und Frau zu sein pflegt. Damit befinden wir uns im Origo der Kovalent-Bindung, um es so zu sagen, in deren Geburtskanal. Wir sehen das Licht, doch scheint die Hoffnung heller als die Wirklichkeit.

Jan war ein züchtiger Junge, doch hatte ihn das Tal irgendwie verzaubert, plötzlich erschien das nackte Gleiten auch ihm ganz natürlich. Ich versuche, mich nicht im Schlamm der Ferkelei zu suhlen, versuche, bei den Tatsachen zu bleiben, ich werde höchstens gewisse Worte wie Schwanz, Arschficken, Scheiße oder eher beschissen durch Punkte ersetzen.

Hinten im Schuppen stand, unter Spinnweben, ein Paar Ski vom alten Typ, groß und wuchtig wie Noriker Pferde, womit ich nicht sagen will, dass besagte Pferde den Wintersportarten frönten. Ich bin ja nicht bescheuert. Jetzt sehe ich, so klingt es besser: den Wintersport liebten. Sie liebten ihn nicht. Und Killy montierte eine zweite Bindung auf die Skier, aus didaktischen Überlegungen, zu Unterrichtszwecken.

Schließen wir jetzt die Augen und stellen wir uns die beiden Männerkörper vor, wie sie bei strahlendem Sonnenschein im sog. Schneepflug langsam, aber doch in diesem traumhaften Tal dahingleiten. Sie kurven hierher, kurven dorthin, die Körper immer dichter aneinander, als hätte der (lassen wir die Punkte) Bewegungsvektor hier einen gewissen natürlichen Weg. Doch die zusätzliche Bindung, die hintere, entsprach den aufflammenden, von der Begierde diktierten Bewegungen nicht. So kurvten sie denn zurück zum Häuschen. Harre doch aus, mein Freund, Monami, bemerkte Jan, der das Französische ein wenig verkrampft sprach, als wären sie in einem russischen Roman aus dem 19. Jahrhundert. Und er grübelte tagaus, nachtein darüber nach, wie er das Problem lösen könnte, das sowohl den Sport als auch Jean-Claudes … und seinen eigenen zum Schenken bereiten … betraf.

Dies ist die wahre Geschichte der Kovalent-Bindung. Mitnichten schwebendes Knie, vielmehr Leidenschaft. Alles lief wie geschmiert, die beiden Männer schwangen glücklich über die Abhänge des Vali, mitnichten schwebender …, der stand wie eine Eins. Kindersegen war freilich nicht drin, den strebten sie aber auch nicht an.

Dies ist unsere letzte Kunde von Jan, dieses glückliche Gleiten, mit zusammengepresstem Anus. Anus mundi, wie die Alten sagten. Die Bindung hatte sich als genial erwiesen, und das nicht ihren ursprünglichen Zweck betreffend, sondern als unverzichtbares Werkzeug für junge Skifahrer. Wenn die Muskelkraft dem Ehrgeiz nicht entspricht, kommt die Kovalent-Bindung ins Spiel. Der französische Verband riss sich dieses Novum unter den Nagel, nachdem seine ermüdende Suche nach Jan ergebnislos geblieben war, und meldete es als seine Innovation an. Zu seiner Ehrenrettung sei gesagt, er behielt den Namen Kovalent bei. Ob die Hemingway-Erben geklagt haben, kann ich nicht bekräftigen. Ich glaube, nicht. Der gute Ruf des Papas interessierte sie nicht besonders. Glaube ich.

Wie aber ging es mit Jan weiter? Das weiß ich nicht. Niemand hat behauptet, ihn nach jener Abfahrt (oder Abfahrten?) gesehen zu haben. Gerüchte machten die Runde. Machen sie heute noch. Da gibt es eines, das an Blasphemie grenzt, dass er nämlich gen Himmel gefahren sei und zur Rechten des Vaters sitze. Ich weiß gar nicht, wie man sich das vorstellen soll. Dass dies seitdem immer wieder als Möglichkeit diskutiert wird, ist aber bezeichnend für Jans unbegreifliches Ansehen. Hinzu kommt die Annahme, dass es ein Foto vom Turiner Grabtuch gebe, auf dem die Kovalent-Bindung auszumachen sei. Oder die Brücke über der Zagyva, jedem nach seinem Geschmack. Das ist meines Erachtens Blödsinn. Vermutlich war Jan mit diesem Gleiten am Gipfel angelangt, fachlich (besser, schöner, ja, wahrhaftiger wird er nie mehr gleiten), gefühlsmäßig (er hatte eine Nähe erlebt, die am einfachsten Liebe genannt wird), und auch, was die Leidenschaft angeht (der heidnische Tanz der Körper, oder wie). Er hatte nichts zu sagen. Er nahm sich aus der Welt zurück, denke ich. Er beging aber nicht Selbstmord, das hätte Spuren hinterlassen. Mag sein, er ging in die Slowakei zurück, nach Bratislava, und er ist jener Obdachlose auf dem kleinen Platz vor dem Verlag Kalligram, der so humpelt, als flatterte er, der so flattert, als hätte er keine Flügel, der so keine Flügel hat, dass wir die Verderbnis der Engel hören? Das ist viel.

Wäre er der großschnäuzige Prager Investor, der aus Frankreich zurückgekommen ist (nicht unter dem Namen Kovalent natürlich), dann hätte er wahrscheinlich nicht zugelassen, dass der französische Skiverband seine Erfindung für sich reklamierte. Auszuschließen ist es nicht, dass der Wenzelsplatz sein altes neues Gesicht französischem Geld verdankt.

Ich weiß, es schickt sich nicht, auf ein gutes Ende zu hoffen, dieses zu forcieren. Ich würde auch keine Genugtuung spüren, wenn das doch einträte.

Samstag, 1. August 2015

Als wäre mir schwindlig. Als wäre ich schwach. Als zitterte ich. Würde gern ins Bett zurück. Als stünde ich nackt dicht hinter Jan Kovalent, wir wissen nicht, ob der Abhang rückwärts-, oder wir vorwärtslaufen. Vorwärts, keiner weiß, wohin.

Zwei Sachen aber wissen wir. Dass Jean-Claude Killy (um Unannehmlichkeiten zu vermeiden, er ist nicht mit Jean-Claude Killy identisch, gibt es denn überhaupt jemanden, dem das nicht klar wäre, das ist doch klar wie ein Sommertag) von Zeit zu Zeit plötzlich verschwand, wenn auch nur für wenige Tage. Das war nicht besonders auffällig, man kannte Jean-Claude Killys Naturell, dass er gern sinnierte, grübelte, dass er gern meditierte. Dass die meisten diese Eigenschaft als simple Faulheit ansahen, ist eine andere Frage, der Killy war nie ein Freund der Arbeit, er suchte immer nach Ausflüchten. Na ja, jetzt meditiert er halt. Im gnostischen Frankreich ist es nicht überraschend, dass der Ausruf: Wenigstens betet er nicht!, von Lachen begleitet wurde. Ich hingegen sage dezidiert, er hat gebetet. Nicht so. Die andere Sache ist nämlich die, dass die italienische Skimannschaft, gewollt oder ungewollt, das werden wir nie erfahren, einmal über die Grenze geriet und wenn auch nicht gerade in den Kilivali, so doch an dessen Rand, an den Gebirgsgrat kam, der das Tal umarmt. Sie sprachen von einer eigentümlichen Vision (denn für Wirklichkeit vermochten sie das nicht zu halten), namentlich, dass sie zwei nackte Männer auf demselben Paar Skiern hinabfahren sahen. Die Italiener redeten unter verlegenem Gelächter darüber, was das für eine optische Erscheinung gewesen sein mochte. Die Alpen sind ja nicht ausgesprochen die Heimat der Fata Morganen. Ganz davon abgesehen, dass eine Fata Morgana eine reale Grundlage besitzt.

Um es klar zu sagen: Dies alles macht glaubhaft, dass Jan in die Hütte am Kilivali eingezogen war (sich versteckt hatte), wo ihn Jean-Claude immer wieder besuchte. So vergeht seitdem die Zeit, ihre Zeit. Heute sind sie alte Männer, Philemon und Baucis. Ihr ganzes Leben verstrich unter fortgesetztem Beten. Im Gebet der Körper.

Die Kovalent-Bindung schafft seitdem große Summen heran, und die französischen Skifahrer aller Altersklassen gewinnen einer nach dem anderen die Wettbewerbe. Mein Gott, was alles hängt miteinander zusammen! Entweder wirst du zum Gläubigen, oder du entwickelst frustriert Verschwörungstheorien. Oder ... Ja, am Fuß des Hanges angekommen, setzt ihr euch auf die Bank, die du genau für diesen Zweck gezimmert hast, wendet euer Gesicht der Sonne zu, eure Hände liegen auf der starken und immer stärker werdenden Scham des anderen, es gibt nichts, nur das, das ist das Alles.

Leichter Schwindel. Ich bin schwach. Insgeheim habe ich Grammeln gegessen, bin aber aufgeflogen. Ich möchte eigentlich zurück ins Bett, stattdessen aber tue ich hier herum. Die Sonne scheint. Hier drinnen ist es angenehm kühl. Ich habe eine Trainingshose an. Meine Nase trieft. Am Morgen gab es ein festliches weiches Ei. Die Anlage spielt Janis Joplin. Dieses Lebenwollen in Ermangelung einer Hoffnung ist gut.

Die Leute sind mir gegenüber emotional geworden. An und für sich kann ich das nicht ausstehen. Doch ich mobilisiere Kräfte, um das nicht zu zeigen. Unterdessen grummele ich, ich könnte diese Kräfte auch gut woanders brauchen. Es gibt aber niemanden, der das an meiner statt erledigen könnte, also muss ich es tun, also ist es töricht zu grummeln, also grummele ich nicht. Oder wer weiß, hihi. Nur der Ochse ist konsequent. Zuweilen geht es gerade darum, keine Zeit für die Logik übrig zu lassen.

Ich rufe unverhofft aus meinem Zimmer: Hast du keine Lust herzukommen? Nein. – Ich wollte nur, dass sie herkommt und ich sie anschauen kann. Um sie anschauen zu können. Pech gehabt.

Müsste ich jetzt eine Rede halten, etwas Redeartiges (ich habe sie gerade alle abgesagt, die, an die ich mich erinnern konnte), müsste ich sie so beginnen: »Ich hätte einen guten Anfangssatz. Ich habe Bauchspeicheldrüsenkrebs.« Oder habe ich das schon einmal erfunden? Das ist wirklich ein guter Anfang, wie aber weiter? Darüber später, wenn ich trotzdem öffentlich reden müsste.

Es ist nicht unlogisch, dass der Mensch, der den Tod angreift, auch Gott angreift. Wenn ich im Tod einen Gegner sehe, Herr, bist du auch einer. Kein Feind, kein Gegner. Sondern? Gibt es ihn? Ist er ein Teil meines Lebens? Ich personifiziere den Tod nicht. Dich dagegen schon, Herr. Du bist, wenn du bist und wenn du nicht bist. Die ungarische Sprache böte hier Raum für tiefgreifende Oberflächlichkeiten. Oder?

Was habe ich von meinen Eltern über den Tod gelernt? Kaum etwas. Mein Vater ist von einem Augenblick auf den anderen gestorben, ohne Vorbereitungen seinerseits und unsrerseits. Meine Mutter ging, ohne Agonie, einen langen Weg zum Tod. Das konnten wir als kontinuierliches Schwächerwerden mit ansehen, wobei dieser Prozess nicht über das physische Selbst hinauswies.

Als respektierten andere mein Leben mehr als ich. Beziehungsweise sie respektieren es. Ich bin wirklich kein gutes Unterhaltungsthema.

Ich empfinde es als Luxus, als überflüssig, somit als ärgerlich, dass ich meine Kräfte für die Krankheit aufwenden muss. Wobei ich keine Wahl habe. Noch ein Glück.

Sonntag, 2. August 2015

Es ist schon wieder Abend. Das übliche morgendliche Nichtstun. Noch dazu hat es mir wohlgetan. Ein guter Schlaf. Mit trockenen Lippen, die ich mit Lippenpomade verarztet habe.

Irgendwie fiel mir ein Satz ein, den meine Mutter meinem Vater gesagt hat: Sie haben es versprochen, oder? Wie oft haben Sie versprochen, nicht mehr zu trinken?! So ungefähr lautete der Satz. Einer der fürchterlichsten Sätze, die ich gehört habe.

Die ich in meinem Leben gehört habe. Ich darf das Wort »Leben« infolge der neuen Zusammenhänge nicht so ohne weiteres verwenden. Das klingt ein wenig nach Oulipo (wie schreibt man das überhaupt?). Worte nur mit dem Buchstaben »e«. Text ohne Tod. Der Tod und seine Freunde.

Für die Annäherung an Phänomene existiert aber auch eine umfassendere, sinnliche Art. Ein feiner kleiner Satz, er könnte sogar als schriftstellerisches Programm durchgehen. (Das Motto des zweiten Teils im Kriminalroman von John Dickson Carr [The Dead Man's Knock] aus dem Buch *Hieroglyphics* eines gewissen Arthur Machen.) Ebenfalls von hier: »Die Zeit der Freuden und der Niedertracht ist unwiderruflich vorbei.« Das wäre ein Knopf, zu dem ich einen Mantel nähen könnte.

Montag, 3. August 2015

Die Morgen sind stimmungsmäßig nicht gut. Wie langsam ich bin. Wie ich mit den Medikamenten herumtue. Wie ich an zivile Aufgaben denke. An die Rückstände. An Vergessenes. Jetzt ist es 11 Uhr geworden, bis ich hier angekommen bin.

Auch das weiß ich nicht, ob ich das schon niedergeschrieben habe. Ich vermische die Ereignisse der Wirklichkeit und die im Kopf geschehenen. Warum wohl? Da war irgend so etwas wie: Ich sage meinem Fräulein, wie hell war doch der Nachmittag, und wir wollen dieses Licht nicht vergessen. Soll ich einen Reflektor an meiner Möse anbringen? Oder eine Taschenlampe? Eine extra Lichtquelle.

Dienstag, 4. August 2015

Sickern, drei viertel 3. Meine rechte Schulter ist entzündet. Ich winsle, es schmerzt manchmal so stark. Schmerzmittel + Eincremen. Wurde aber nicht besser. Es ist unberechenbar.

Hängt mit dem Port zusammen. Einmal hat es schon wehgetan. So ist es schwer, auch nur irgendetwas zu machen.

Gestern habe ich die thermische Behandlung gut vertragen. Sie hat mich aber ermüdet. Ich kehre zu meiner Schulter zurück. Richtige Schmerzen, und unerwartet, weil ich ihre Natur nicht ergründet habe oder weil diese nicht zu ergründen ist, sie überfallen mich immer wieder, so dass ich ins Schwitzen komme. Ich stelle fest: Schmerzen sind, wer auch immer etwas anderes sagt, nicht gut. Ich kann sie nicht verwenden. Manche können das. Bei mir aber, Herr, könntest du dir das sparen. Ich meine, so ist es für dich auch nicht gut, für mich aber ganz gewiss nicht. Und wozu sollten wir das Nicht-Gute in der Welt mehren? – Es stimmt, ich bin wieder dort angelangt, wo wir meistens sind: Warum gibt es überhaupt das Nicht-Gute (was vielleicht dasselbe ist wie das Böse) in der Welt. Es kommt mir vor, als wäre ich dumm. Oder kindisch. Naiv. Oberflächlich. Also, die Schulter tut mir beschissen weh.

Mittwoch, 5. August 2015

Wieder Krankenhaus. In meinem Kopf geht ein (ungarisches) Wort (für »herumkugeln«) um: *hömbölödik*. Das Wort hängt mit *hemperedik* zusammen. Blutabnahme, Aufnahme, schlummerndes Warten, Schulterschm. Jetzt habe ich – ich durfte – ein Cataflam dagegen eingenommen. Leichte Übelkeit, woher wohl?, ich habe keine Lust, das lustlos grau angelaufene Huhn zu essen. Vielleicht die Kartoffel. Oder sollte ich mich zwingen? Es ist ziemlich freudlos. Nein, eigentlich ist es solide freudlos. Auf gut Ungarisch »gramgefickt«. Gibt es diesen Ausdruck in anderen Sprachen? Gibt es das nicht, keine Frage, dann ist das Ungarische die allerbeste Sprache. Blödsinn.

14 Uhr. Ich bin angeschlossen. Tropf-tropf. Erst einmal das gegen die Übelkeit. Der Port funktioniert. Ein Haupttreffer, oder was.

16 Uhr 46, ich sabbere.

18 Uhr 1, Speichel, Tränen, Rotz. Churchill. Die Schulter aber schmerzt nicht mehr. Mein Fräulein im Inneren meint, es würde für sein würdiges und rechtes Verhalten (ihr Ausdruck!) die Auszeichnung verdienen, das Eiserne Kreuz des Bauchspeichels. Eisernes Kreuz, Eisernes Kreuz, das meinen nur Sie, meine Liebe, sagt der Fußballspieler. Ich habe Eisenmangel, sagt die Fußballerin.

Keine Kraft. Ich liege hier herum. Kugle?

Abendliche Tropfeinstellung. Wie schnell es tropfen soll. »Nicht dass Sie unnötig erbrechen.« Eine heile Zukunft, Heil der Zukunft. Übrigens lohnt sich Erbrechen nur unnötigerweise. Nun (!), auch das ist eine neue Erfahrung. Die neue Erfahrung meiner neuen heilen Welt.

Widerliche Kampagne im Fernsehen. Auf dem Sportkanal.

Ich gebe zu, diesmal hast du gute Karten. Allerdings habe ich dir die Karten mit beiden Händen zugespielt, brauchst du Karten, brauchst du Karten? Du grinst, grins nicht.

Husten, Rotz. Brennende Augen. War das das letzte Mal auch so? Gelinde Aufregung, wie die Nacht wohl ausfällt.

Donnerstag. 6. August 2015

Gute, befriedigende Nacht. Ich habe bis 1 ferngesehen, das geniale »Große Fressen«, so bin ich jetzt nach meinem Schlaf bis 6 noch immer schläfrig. Ein kleiner Schläfriger. Als wäre das Dasein im Krankenhaus immer eine Wiederholung. So habe ich schon gewinselt, so habe ich schon geschlurft, so habe ich schon auf dem Bettrand gesessen, hoffnungslos. Fühle mich wie ein hoffnungsloser Vogel. So hatte ich keine Lust mehr zum Frühstücken. Ich hatte Lust zum Nichtfrühstücken.

Das Licht fällt in schönen Streifen herein. So war das noch nicht, weil dazu dieses rollladenähnliche Dings kaputtgegangen sein musste. Und das ist erst jetzt kaputtgegangen. Es gibt einen amerikanischen Film, in dem diese Wiederholung gezeigt wird, vielleicht »Back to the Future«.

Leichte Übelkeit, zum Kuckuck. Ruhen Sie sich aus, sagte meine Frau Doktor. Das Programm scheint mir sympathisch zu sein. Ich komme dem gern nach. Jetzt kommt gleich die Visite, dann verordne ich mir Schlummern, wenn sie mich nur nicht mit dem Fädenziehen ärgern. Ja, und ich muss auch Dr. P. anrufen.

Fingerübung: übelkeitsähnliches Übel, das ziemlich übel ist.

Eine Drohung: Ruhen Sie, sagte die Frau Doktor drohend. Und das letzte Mal hatte ich auch gesagt, dass ich am Abend das »Große Fressen« gesehen habe, und fragte sie, ob sie den Film seinerzeit gesehen habe, ja, seinerzeit, ja, sagte ich dann, ich auch seinerzeit, und dass der Film nicht veraltet ist, warum sollte er veralten?, weil Filme veralten, aber warum?, fragte sie trocken, weil sie sehr stark mit ihrer Zeit verbunden sind, daher sehen wir sie gleichsam historisch, das verstehe ich nicht, sagte sie leicht vorwurfsvoll, worauf ich noch etwas sagte, womit sie offensichtlich nicht einverstanden war. Dann: Waren Sie schon in der Sommerfrische? Wie bitte? Ob Sie in den letzten zwei Wochen in der Sommerfrische waren? Ich war im Urlaub. Das ist nicht dasselbe, aber es ist so, als wären Sie in der Sommerfrische gewesen. Ich wohne auf dem Land, deswegen.

Und arbeiten Sie im Garten? Nein, ich reite. Tatsächlich, das hatte sie schon erwähnt. Und da sagt sie, ich solle heute ruhen. Eine Persönlichkeit, so nennt man das. Ich will dann noch zurückblättern, ob »dieses« Gespräch letztens stattgefunden hat.

Wenn aber sich das ... das Etwas so wiederholt, was ist dann mit der Zeit? Ist sie in meinem Körper eingesperrt? In meinem Bauch? In meinem Fräulein? Das mittlerweile altert? Oder nimmt sie zu an Kraft und Weisheit? (Wie über Christus gesagt beziehungsweise geschrieben.)

Und jetzt habe ich beinahe Schüttelfrost. Offensichtlich ist mein Körper stark beansprucht. Das ist nicht dasselbe wie die Vorstellung, ich hätte Anspruch auf meinen Körper.

Gebackenes Gepardenbein, wie mag das schmecken? Sie brachten das Mittagessen, ich kann es nicht einmal ansehen. Armes Essen, es kann nichts dafür. Ich auch kaum, das Drüschen ist wählerisch. Ob ich vom Gepbein nachladen kann? Durchladen? Ach. Ich öffnete die Essensbox und erbrach mich tatsächlich beinahe. Es kam mir hoch. Scheiße.

Ein Generationssatz (versehentlicher Mobiltelefonanruf): 'tschuldige, ich hab dich mit meinem Hintern zurückgerufen. (Handy in die Gesäßtasche der Jeans gesteckt, hingesetzt, darauf gedrückt. Ganze Leben können von einem Hintern abhängen. Was wir auch vorher wussten. In einer Welt ohne Mobiltelefon.)

Krankenhausidylle: Wie geht es Ihnen? Gut, oder ich weiß gar nicht, ich hatte keine Lust, zu Mittag zu essen. Also ... stopfen kann ich mich nicht. Mit Verlaub, das möchte ich aufschreiben. Die Teilnehmer grinsen, einige gehen ab, weitere Übelkeiten kontrollieren, die anderen bleiben im Zimmer und kritzeln unter lustigem Brechreiz. – Ich habe keinen Brechreiz. Und das Kritzeln habe ich schon aufgegeben, in der Hoffnung auf einen Schlummer.

Du zitterst derart, dass der ganze Raum mit dir zittert. Alles, das Zimmer, der Garten, die Stadt, das Land (Ungarn), die Welt. Es gibt nichts anderes als dieses Zittern.

Freitag, 7. August 2015

Das Fräulein (und noch andere) können sich ihr Leben nicht ohne mich vorstellen. Ein Albtraum. Für mich nicht. Darum verhalten wir uns alle anders.

Ich sage dem Nachtdienstler (während ich um drei viertel 7 auf die Hyperthermie-Behandlung warte), dass allein sein Eintreten (Hereinplatzen) ins Zimmer, diese Wucht, einer Behandlung gleichkomme, ohne dass er irgendetwas zu sagen brauche. Sei man lustlos gewesen, ändere sich das sofort. Danke für die Ankerkennung, sagt er und reicht mir die Hand, werden Sie gesund, Péter. – Ich blättere dann zurück, auch das ist schon geschehen.

Zurück von der Hyperthermie merke ich, dass meine ein wenig trockenen Lippen still und nahezu hoffnungslos flüstern: Weh mir, ich armer Hurensohn. – Ich weiß nicht, was sie mit meinem Körper machen, aber irgendetwas machen sie. Ich bin ermüdet. Ein ermüdeter Ungar.

Meine Krankheit langweilt mich. A. hat mir die Fäden gezogen. Noch nie stand eine Frau meinem Herzen so nahe. Danke fürs Kompliment, antwortete sie genauso unernst, meiner Tonlage entsprechend.

… noch heute sehe ich, wie zögernd nestelte an ihrem Flaum das Licht.

Meine kleine Sonne, liebes Licht. Wie ich dich begehre, wie unaussprechlich ich dich begehre, du Süße, du Teure. – Am liebsten würde sie mich verzehren, aufessen, auffressen, sich einverleiben. Wer wen? Vernichten würde sie mich.

Wie gern stürbe ich. Dieser Satz fiel mir beim Dösen ein, während ich an das verweigerte Mittagessen dachte, an mein damit zusammenhängendes momentanes Unwohlsein und an die damit verbundenen Umstände, die Entscheidungen (Gentherapie, Hin-Gehen) für die Zukunft. Und sollte jemand mir diesen Satz zitieren, würde ich ihn sofort verleugnen. Ich? So etwas? Nie im Leben!

Schon ist es 9 Uhr am Abend und ich bin noch immer hier. Ich tröpfle langsamer. Ich werde betropft. Habe kaum etwas gegessen. Im Mund ein schlechter süßer Geschmack vom Apfel. Brechreiz und Hunger, keine glückliche Paarung.

Samstag. 8. August 2015

Ein Belag, ein metallischer Belag vom Morgen an auf meiner Zunge. Oder in meinem ganzen Mund. Im Maul. Inzwischen ist es drei viertel 6 geworden, Zug um Zug, auf Schleichwegen, verstohlen, unbemerkt. Im Gespräch mit dem braven Bojtár stellen wir fest, uns geht es göttlich. Daraufhin ich: Jetzt müssten wir nur noch von Gott etwas Näheres wissen.

Ich sehe ein Foto, ein Teich, Berge, Himmel. Gut getroffen. Als sagte das Bild, möglich, dass es keinen Gott gibt (besser, es gibt ihn), doch das scheint kein großes Problem zu sein. Herzzerreißend, könnte man auch sagen. Das sagen, was sich im Spalt zwischen existierendem und nicht existierendem Gott befindet.

Sonntag, 9. August 2015

Hitze, Zeitsickern. Wo mag die Zeit sein? Eingesperrt in der Bauchspeicheldrüse. Dort hockt sie. Ein poetischer Gedanke (dass du grün und blau wirst). Heute gar nicht bewegt, dabei wäre Bewegung sicher gut.

Ich scheiße (mache?) mit meinem Schwanz herum. (Hey, übersetz das mal – egal, in welche Sprache.) Ich creme ihn mit einer Babycreme ein, damit er endlich Ruhe gibt. Eine Mischung aus Entzündung und Wund-geworden-Sein. Ich wüsste so gern, was ich zu tun habe. Ich schlief wunderbar. Und das kleine, leichte Kartoffelgulasch vom Mittag habe ich mir einverleibt. Nicht restlos, etwas ist für den Abend übrig geblieben. Die beiden Söhne, meine Söhne sind hier, sie sind wirklich süß, wenn ich auch nach der Art, wie sie mich streicheln, denken müsste, das Problem sei sehr groß. Feine Leute, feine Menschen, bei den Ungarn ist das wirklich eine Rarität. Ich würde mir einen gelinden Stolz jetzt nicht versagen. Oder lieber so: Es tut wohl, sie anzusehen. Übrigens gilt das für alle vier.

Daisy fragte (oder habe ich das schon geschrieben? – o tempora, o pancreas!), wie das Wort Bauchspeicheldrüse wohl in unsere Unterhaltung gekommen sei. Csaba hätte beinahe aufgeschrien, als er davon hörte. Ich sagte, ich hätte einen Schmerz unterhalb der Rippen gefühlt und überlegt, was das wohl sein mochte. Das Wort Bauchspeicheldrüse sei mir am schönsten erschienen. Jetzt erweist sich das als eine gute Wahl, wirklich ein schönes Wort. Plus der *ungarische Visionär*, der ich somit bin.

Am Morgen die Hitze: Mir geht es gut, aber bedenken wir das Ende. Mein Ende. Seht, der Tausendfüßler verliert in Todesnähe seinen Geschmackssinn. Ich könnte sagen, in den Türkenkriegen haben wir mehr verloren. Dabei sind damals viele Bauchspeicheldrüsen den Heldentod gestorben.

Auch die Lösung des Herumscheißens mit meinem Schwanz bietet sich an. Wie weit ist davon doch ein fröhlicher Fick entfernt! Antwort: Sehr weit.

Als hätte ich kleine Wunden in meinem Mund (auch dort). Der Tag ist zu Ende. Auch schon was.

Das Gute setzt mir zu. Das Gute ist gut, aber auch das ist schlecht.

Wenn der Bauch schmerzt, muss man ihn hängen lassen. Sie war fast schon dabei, mir das vorzumachen, doch dann gab sie bloß die Kommandos. Die Großmütter sind so, die sagen so etwas. Oder die Mütter, im höheren Alter. Und die Väter werden immer wortloser, immer grantiger. Blödsinn, es gibt vielerlei Väter.

Der Pancreas besitzt nur einen Kopf und einen Schwanz. Ich könnte ihm gar nicht den Hals umdrehen. Den Hals des Bauchspeichelchens umzudrehen fürchtet euch nicht wird gut sein. Seht nur, wenn es keine Kommata gibt, kann alles sein, Leben, Tod, Hoffnung, Hoffnungslosigkeit. Wir selbst in dieser Zeit in der Unendlichkeit zwischen Hoffnung und Hoffnungslosigkeit. Oder habe ich das auch schon geschrieben?

Dienstag, 11. August 2015

Ich erwache davon, dass ich huste, 6 Uhr, ich muss zur Hyperthermie. Der Morgen ist bedrückend und ich bin bedrückt. Da sieht man mir die Krankheit an. Oder sieht man die immer? Gestern habe ich viel gegessen, am Abend hat Zsozsó etwas

Chinesisches bringen lassen, gut gewürzt. Ich habe schon wieder vergessen, ob ich das darf oder nicht darf. Eines von beiden gilt sicher. Oder ist das einerlei?

Frau Dr. B. huscht an mir vorbei, sie trägt Shorts und ein buntes Top. Sie wirkt wie die männliche Krankenschwester vom Nachtdienst, die Lebensbejahung in Person. Du schaust sie an und wirst gesund, vorausgesetzt, du warst krank. Leicht übertrieben.

Auch Frau Dr. E. huscht. Um wie viel persönlicher, präsenter, wirklicher. Andererseits bin ich immer mehr für Fiktionen. Wann auch nicht?

Wie viel an Bewegung, an Erledigungen, an Arbeit, Namen, Zahlen, dieses Zimmer, jene Diät, Großbetrieb. Lauter arbeitsame Menschen sind das hier. Sie arbeiten viel. Inzwischen ist es 8 Uhr, die andere B. verspätet sich. Leichtes Schultergefühl. In einem Krankenhauskorridor sitzen, warten: Grundposition.

Hyperthermie, Hitzewallungen. Scheißescheißescheiße, höre ich aus meinem Mund, dabei ist es gar nicht so schlimm. Bin irgendwie müde. Oder stelle ich mir das nur so vor? Siehe auch: »Meister, mir tun die Füße weh.« – »Das fühlst du nur so, mein Sohn.« Dialog zwischen Trainer und Spieler in den Siebzigern. Bis zum Taxi lese ich noch den Krimi – weil ich damit seitdem (seit wann?) nicht fertig geworden bin.

Mittwoch, 12. August 2016

Inzwischen (!) ist es 4 Uhr nachmittags geworden. Abgesehen vom niederträchtigen Angriff (!) auf meinen Hodensack ist alles bestens.

Am Morgen Telefonat mit Szegedy-Maszák. Ein nahes Gespräch in einer distanzierten Sprache (derer er sich seit ungefähr 70 Jahren befleißigt).

Gestern zu Gast mit Zsozsó und Familie bei Laci und Marcsi. Gut. Ich bekomme sogar die Geschmäcker mit, zum Ende hin eine kleine Veränderung in mir. Abends das Barcelona-Spiel, 5:4.

Ich huste. Warum? Warum nicht. Die Lösung kann nur einem Ungarn einfallen: Hingestreckt wird man immer.

Ein angenehmes Gespräch mit Nádas. Er ist so beruhigend klug und achtsam. Er sorgt sich um mich (ich!, ich!, ich!). Ich bin mit meinem Körper im Reinen, sage ich ihm, schon lange. Immer. Selbst mit der Geschwulst, wobei ich ihr schon empfohlen habe, früher oder später das Weite zu suchen. Ruhe dich aus. Gut, ich ruhe mich aus. Er arbeitet gut. Er sagt, es gibt so vieles, was der Mensch weiß und nicht wissen will. Nach einem halben Jahr schreibt er das in den Text hinein. Wir telefonierten eine gute Stunde, die Zeit verrann so schnell wie ungefähr vor 40 Jahren, bei unseren ersten Treffen.

Um 7 Uhr hinüber zu Marci. Ich konnte essen. Marcis Witz (oder habe ich das schon geschrieben): Ein Alter, dem nicht mehr viel Zeit geblieben ist. Er bittet den Arzt, ihm AIDS zu geben. Warum? Weil es heißt, dann habe ich noch 5 bis 10 Jahre. – Dort hat sich das aber besser angehört. Und da gab es noch einen Juci-Satz. Dass sie nicht gern in natürlichen Gewässern schwimmt. Sie geht nur so weit hinein, wie sie im Wasser ihre rot lackierten Zehennägel sehen kann. Ein brauchbarer Satz.

Ein Abend mit Spannungen. Gitti passt nichts, weder wenn ich schweige, noch wenn ich rede. Das wäre aber sicher zu verfeinern.

»Langsam gleiche ich dem späten Henry James, bei dem jedes Wort einen dunklen, bedrohlichen Sinn hat.« (John Dickson Carr)

Donnerstag, 13. August 2015

Hyperthermie. – Darf ich Pfirsiche essen?, diese Frage stellte sich im Laufe des Tages. Denn wir haben entweder ein neues Verfahren für die Behandlung des Bauchspeicheldrüsenkrebses gefunden, oder im Gegenteil, die Bauchspeicheldrüsenkrebse stellen sich der Reihe nach an, um in dieses neue Eldorado voller Pfirsiche hineinzugelangen. Party, Party, Kinder, so verkünden sie einander die Nachricht, und warten diszipliniert, bis sie drankommen.

Freitag, 14. August 2015

Heute vor fünfunddreißig Jahren ist meine Mama gestorben. Gestern grübelte ich wieder darüber nach, wie ich es mit den – ja, den Menschen halte. Mehr noch, mit meinen Menschen. Distanz und Nähe. Allein sein, zusammen sein. Mit jemandem sein. Die Leben miteinander verbinden. – Ich weiß nicht.

Morgendliches Trödeln und zack, schon ist es halb 12. Momentan weiß ich gar nicht, was ich zu tun habe. Ich will mich nicht an die Mails setzen, dabei habe ich viele Rückstände, nichts Praktisches erledigen, während genau die mich bedrücken. Telefongespräche, dies und das.

Der Mann der Zugehfrau liegt im Koma, seine Nieren sind »abgelaufen« (?), sein Zustand ist kritisch. Alles das lässt sich vom ansonsten nicht sehr regsamen Gesicht der Frau ablesen. Der Schrecken, das »Aber warum«.

Meine Haare gleichen immer mehr einem Spatzennest. (Unlängst habe ich das in einem Brief geschrieben: Und jetzt fliege ich fort, leicht wie ein Onko-Spatz. Der Brief war auf Deutsch, da wird schon mal aus einem *veréb* ein Spatz. Die ungarischen Tumorenspatzen sind ohnehin schon ausgestorben.) Kommt es vielleicht daher, dass mein Gehirn so klein wie das eines Spatzen ist? Kann es nicht auch sein, dass die Spatzen höllisch klug sind, nur weiß es niemand? Sie haben eine schlechte Presse, wie das im Witz und bei den frustrierten Ungarn heißt.

Den ganzen Tag lang beten, das klingt allerdings nicht schlecht. Das wäre nicht schlecht. Es ist schwer, klar. Das flehentliche Gebet ist leicht. Man erschrickt, und dann gib Gas. Doch zur Ehre des Herrn beten – und nicht aus Hinterhältigkeit, nicht aus Schleimscheißerei. Sonst? Aus Freude und Dank? Dankbar sein dafür, dass ich sein darf? Na, Mutzi, was sagst du dazu? Du dürftest besonders dankbar sein. Trotz der Chemotherapie. Wenn mein Bauchspeicheldrüsenkrebs auch nur ein bisschen Rückgrat besitzt, lebt er ein andachtsvolles Leben. Was aber, wenn er ein überheblicher Kerl ist? (Unser Metier sind Frauen, also sagen wir lieber, eine überhebliche Gans.) Der diese Gott-Geschichte nicht einmal in den Sinn kommt. Oder gibt es so etwas gar nicht? Gibt es das, so sind wir gescheitert. Notabene, wenn es das nicht gibt, sind wir auch gescheitert. Ist es überhaupt möglich, nicht zu scheitern?

Samstag, 15. August 2015

Gegenüber Gott haben wir – in Sachen körperliches Leiden – immer recht. Halte dich daran. Halte dich. (Aus der Mail Andris Viskys.)

Eigentlich weiß ich nicht, was mich geweckt hat. Geschmäcker, zum Beispiel. Na ja, heute gab es vergeblich einen feinen, fein aussehenden Kartoffelauflauf. Kein Geschmack, mit kleinen bitteren Einschlägen – immerhin konnte ich es essen. Ich ernährte mich. Was ich ansonsten tief verachte. Ich verachte das soziale (Hunger) und das sanitäre Essen. Der Zwang ist aber ein großer Herr. Doch dann müssen wir erklären, unter Zwang gehandelt zu haben. Ich bin arm. Ich bin krank.

3 Uhr, Nachmittag, und nichts Wesentliches ist geschehen. Nur das Überleben. Als kleines Alibi habe ich die Hitze.

Sonntag, 16. August 2015

Und jetzt ist es drei viertel 4. Und ein Tag ist vorbei. Ich geh schon, will mich hinlegen. – Aber ich habe mich nicht hingelegt. Was habe ich stattdessen gemacht? Schlicht gesagt, ich habe meine Zeit verfickt. Schon lange keinen so schlechten Fick gehabt, um die Wahrheit zu sagen.

Es ist Nacht, es donnert. Morgen früh habe ich Hyperthermie. Der ganze Tag hat mich bedrückt. Was hat mich bedrückt? Mein Leben, nicht mein Tod. Ich liege darnieder, das ist der richtige Ausdruck. Und schon wieder verläuft der Tag im Fernsehen, in einem dumpfen Herumsitzen. Ich muss mein Leben ändern. Zumindest das von Rilke.

Montag, 17. August 2015

Ich warte auf die Hyperthermie. Die gestrige Abgestumpftheit war schlimm. Ein Gewicht auf meinem Herzen. Zudem herrscht eine schwüle Hitze. Und ob ich nach der Behandlung ein Taxi bekomme, weil ja heute das Sziget-Festival zu Ende geht. Als wären die kleinen Fragen störender als die großen. Im Treppenhaus erscheint plötzlich meine Frau Doktor. Sie ist schön. Oder: eine erfrischende Erscheinung. Wir grüßen. Ab. Was wollten wir noch besprechen? Ach ja, die Sache mit den Genen. Jedoch habe ich von dort, nicht wahr, keine Nachricht erhalten. Ob sich das erübrigt? Als wären diese Notizen ins Stocken geraten. Oder ist das ein getreues Abbild meines eigenen Stockens? Zustand: stockend; das scheint es zu treffen.

Ich sitze da, warte, schaue vor mich hin. Also da gibt es wohl – etwas Besseres? Lebhafteres? Irgendwie müsste das Dasein gerechtfertigt werden. Ich weiß nicht, wo ich bin. Ich habe räumliche und zeitliche Probleme, könnte man sagen. Das ist jetzt ein bisschen zu schön. Eigentlich nicht einmal schön, das ist cool. Im leeren Raum cooler Ideen. Und was tun wir dort? Hoffen? Ich hoffe aber nicht. Was könnte man sich erhoffen? Die Heilung? Eine Minimalisierung des Leidens, der Schmerzen? Das wäre nicht schlecht, doch sind diese Vorstellungen nicht Gegenstände meiner Hoffnung. Die nicht vorhanden ist. Aber ich bin auch nicht hoffnungslos. Warte ich vielleicht? Oder bin ich aktiver als das? Oder sollte ich das sein?

Meine Doktoren stehen am Pult. Ich tue, als sähe ich sie nicht. Warum wohl? Ich möchte, dass alles einfach so (vorwärts) läuft, dass ich nichts dafür tun muss. Und hauptsächlich nicht entscheiden, das wäre gut. Jetzt liefen sie gerade vor mir durch, einzelne Grüße. Legen Sie sich heute herein?, fragt meine Ärztin, die gerade eben wortlos an mir vorbeiging. (Ist sie nun wortlos oder fragt sie?) Nein, am Mittwoch. Gut, in Ordnung, damit geht sie in den Krankensaal. Was ist los? Kann es sein, dass ich meine Sache nicht gut mache? Was aber ist meine Sache? Ja, was ist meine Sache, jetzt und hier? Was, zum Teufel? Um es so zu sagen.

Ich bin schläfrig. Lass mich, lass mich schlafen, ohne Gewissensbisse. – Aus dem Krankenhaus eben heimgekommen duschte ich, dann lag ich (dösend) und sah mir einen alten

Film zur Hälfte an. Ich aß gut zu Mittag, dann Herumtun und ein langer Schlaf. Ein Pseudospaziergang, immerhin ein Spaziergang, fünfzehn Minuten, und jetzt ist es 7 Uhr. Und es donnert.

Dienstag, 18. August

Es ist wieder 7 Uhr, es donnert beinahe, aber der Regen, der fällt. Das ist so ein Land, irgendwie ist es immer 7 Uhr. In diesem Augenblick ein langer, anhaltender Donner. Das Land hat repliziert.

Das Sonnensickern erwähne ich gar nicht mehr. Ein wenig Mailarbeit, einiges erledigt, einiges übrig geblieben. Gute Unterhaltung mit Frau Dr. D., ich ließ mir Medikamente aufschreiben. Das beruhigte mich, weil es mich bedrückt hatte, das Kalium Retard habe ich vergessen, jetzt bedrückt mich das.

Und dass ich morgen wieder ins Krankenhaus muss, für drei Tage. Gestern hatte ich versucht, zu den Szüts-Bildern zu arbeiten, doch ich ging im Zettelsuchen unter. Mir schwant nämlich, schon einmal Notizen gemacht zu haben. Ich gehe in immer mehr Sachen unter. Bücher, Manuskripte, und Papiere für das Haus ... Wie lautet die Parzellennummer unserer Parzelle? Das weiß jeder normale Mensch. Das wird nicht besser. Die momentane Lage (»Lage«) hilft auch nicht. Sie schadet eher. In mir entstand ein Schulterzucken. (Sie schmerzt nicht deswegen. Aber sie schmerzt wieder. Das Cataflam, sagt Frau Dr., beeinflusst das Prothrombin. Nu?)

Oft weiß ich nicht, was ich tun soll. Auch etwas, das es schon lange nicht gegeben hat. Und dann mache ich nichts. Nichts machen ist nicht gut. Oder für mich nicht. Jetzt auch: Soll ich noch die Mails lesen, weil ich das die nächsten drei Tage nicht tun werde, soll ich für morgen zu packen anfangen oder doch noch etwas für Szüts erfinden? Statt all dessen werde ich wohl hinausgehen, zu Abend essen und, so steht zu befürchten, fernsehen.

Nichts von alledem. Ich sortiere Medikamente. Saftlos, das ist das passende Wort. Stämmig und zäh versus saftlos. Der saftlose Held lässt sein silbernes Ross tanzen. Das wäre ein sonderbarer Roman, in dem dieser Satz im Ernst stehen könnte. Was würde dieser Roman beschreiben? Was über die Welt, über den Menschen aussagen? Über Gott? Welche neue Erkenntnis würde er vermitteln?

Mittwoch, 19. August 2015

Es tropft schon in mich. Der übliche Prozess, Blutabnahme, Registrieren, Röntgen. Zurück zur Frau Doktor. Die übliche fachgerechte Gleichgültigkeit. Das Husten hängt damit nicht zusammen. Was aber damit zusammenhängt, wissen wir nicht. Best., fl., bestoßen, fleckig, das sind wir hier, »beigestelltes Material«. Mit dem die Hiesigen arbeiten müssen.

Schon wieder ein Déjà-vu, dem will ich nachgehen: Ich teile das Zimmer (bis zum Abend) mit einem Mann aus Csongrád, er hat als Geometer gearbeitet. Ich glaube, wir haben einander schon einmal getroffen. Eigentümlich.

Am Morgen traf ich auf Cserhalmi, dessen Frau hier ist. Wir kamen bald auf Gott zu sprechen. Ein böser Gott wäre interessant, der dann wegen der von ihm verursachten oder zugelassenen bösen Sachen Gewissensbisse hat. Als hätten wir das auch schon einmal gehabt.

Ich friere. Oder ich friere beinahe.

Ich unterhalte mich gut mit den Leuten aus Csongrád. Dafür habe ich kaum zu Mittag gegessen. Jetzt sabbere ich.

Darauffassen – was ist das für ein Wort …

Der Geometer erzählt, wie sehr er sich fürs Erste erschrocken hat, aber dann undsoweiter. Ich habe mich nicht erschrocken, allerdings kam dann auch kein Undsoweiter. Oder ist das Ganze von vornherein ein Undsoweiter. Das Notieren langweilt mich. Auch das ist ein Notieren. Ich schlummerte ein. Husten, brennende Augen – wie schon beim letzten Mal. Tränen.

Ich höre das vom Gang her: Ich gärtnere, aber meine Kraft lässt nach. Ja, Fisch und Geflügel, kein rotes Fleisch. – Hier sind die Sätze so. Darauf würde ich brüllend antworten: Ich will die Welt ändern. Ich schweige. Der Gang: Reischi-Pilz. Man muss ihn drei Monate lang einnehmen. Ein amerikanisches Produkt. Man muss alles versuchen. Ich will nicht sterben, pardon. Lymphdrüsen, ja.

Ich trinke Wasser, schlucke es irgendwie schwer.

Kleine, ich will Maß für Maß messen. Schon wieder ein Satz. Jetzt sollte zu diesem Knopf ein Mantel her. Kann es sein, dass ich immer zu Knöpfen Mäntel suche? Ein richtiger Schneider macht so etwas nicht. Was verstehen wir unter richtig?

Der Fink. Über den Finken – ich dachte, das schon geschrieben zu haben. Aber ich finde es nicht. Dass der Fleckenfink in das Fell des Gepards schlüpft und es putzt und so fort. Von dort bekommt er dafür die Wärme, die lebensspendende Wärme. – Das klingt doch besser im Original. Welches nicht existiert.

Ich würde über den Mond springen, für eine Berührung von Ihnen, für Ihre Kanonenkugeln. Und was soll das? Flammen. Geflammte Dauerwurst. Aber ja.

Donnerstag, 20. August 2015

117/78/65, das wurde gemessen, damit war ich erwacht, zur guten Zeit, um viertel 8, das heißt, ich schlief ziemlich lange. Dabei dachte (träumte) ich in der Nacht, als ich aufschrak, mein erster Satz würde sein, Wo ich stehe, wo ich gehe, ist der liebe Gott bei mir, mein Gott, das wäre die übliche Fortsetzung, doch dessen war sich der Traum nicht mehr sicher.

Am Morgen kam mir ein noch besserer Satz zum Tagesanfang in den Sinn, während ich darüber nachdachte: Wie gern würde ich dich! Wie denn? Gut denn.

Außerdem fiel mir Cserhalmi ein. Ich unterhielt mich mit ihm im Kopf weiter. Darüber, wie gut wir zu viert im Kleinen Stadion, dem Kisstadion gesungen haben mit der Juli Básti und dem Kulka und der Udvaros. Und hauptsächlich sie, weil sie so ein gestrenges Wesen besitzt oder etwas dergleichen ausstrahlt. Dort aber war sie so lieb und verspielt, wie das ein Lied oder ein Chanson verlangt. In ihrer strengen Miene war das Kind zum Vorschein gekommen. Das gehört freilich auch zu ihren Pflichten am Arbeitsplatz, jeder und jede sein zu können. Und dass mich das Talent immer entwaffnet. Darin sehe ich nämlich etwas Gutes für die ganze Welt. Um es so zu sagen, bezüglich der Schöpfung. Dabei verstehe ich auch das Fehlen des Talents. Klugheit, Dummheit. Theoretisch ist Klugheit gut (eine gute Sache), Dummheit aber schlecht. Aber auch das ist komplizierter. Die bösen Klugen, die rechtschaffenen Toren. So viel ist vielleicht wahr, dass die Manifestationen der Klugheit genießbar, nein, faszinierend sind, die der Torheit nicht. Beziehungsweise sind die aus der Ferne gesehen auch faszinierend.

Eine so richtig törichte Idee ist beinahe schon originell. Etwas Neues, das dir nie einfiele. Es ist gerade dein Gehirn, das diese schöne Blödheit verdeckt.

Der Mensch ist gut ersonnen, reichlich. Ich bin zufrieden. Das Leiden lassen wir jetzt beiseite, ich sagte schon, ich bin zufrieden, jetzt, am Tag des Heiligen István, um drei viertel 11.

Zsozsó ruft an, jemand hat gerade mit Cserhalmi gesprochen, der berichtete, wie sehr ihn unser Gespräch gestärkt hat. Na sowas! Solche Sachen sind gut, man steht in der Tür im Spital, mit Eprouvetten in der Hand, Blut und Harn, und man murmelt vor sich hin, was man so denkt, und es stellt sich später heraus, dass das Gemurmel etwas Gutes bewirkt hat. Ich sage ja, ich bin zufrieden. Ich fasse zusammen: Siehe, wie viel Gutes gibt es doch in dieser verfickten, beschissenen Welt.

Ich würde nicht ins Detail gehen. Gehen Sie doch ins Detail, meine Liebe. – Plötzlich starkes Bauchgrimmen. Wären das die Details? Kann man zugleich an das Ganze der Welt und an seine Gedärme denken? An Gott und an (mein gängiges Beispiel) die Hosenstulpen? Oder kann man nur das tun? Jetzt gerade friere ich. Es ist nicht kalt und ich zittere. Ich habe keine gute und keine schlechte Laune, ich bin lustlos. Wo meine Lust sein sollte, ist leerer Raum. Nicht einmal lustlos, sondern ohne Lust. Können meine Leerräume wohl gefüllt werden?

Dieser öde Kitsch zum 20. August. Die Tradition als Nippfigur auf dem rot-weiß-grünen Tischtuch. Billig. Lasst bis dahin ein Feuerwerk sein.

Freitag, 21. August 2015

Mit zwei Unterbrechungen bis halb 9 wie ein Baby. Hauptsache gesund. Doch habe ich etwas darüber gelesen, dass ich bezüglich der Infusion vergesse … aber was? Ich esse, halbbegeistert, das ist nicht schlecht. Ich beiße in die letzte Salamisemmel, zweimal, das dritte Mal brauche ich nicht mehr. Ich trinke einen Schluck Blutorangensaft, einen etwas faden Krankenhaustee, breche ein Stück vom morgens gebrachten und frisch wirkenden Brot ab, und jetzt nehme ich den als goldene Reserve weggelegten Pfirsich hervor. Von dem wir nicht wissen, nicht wahr, ob er ein großer Freund oder ein erbitterter Feind meiner kleinen Drüse ist. So hofiere ich ihn und attackiere ihn zugleich, meine zurzeit wertvollste Teilmenge: meinen Krebs.

Kann das schaden, was schmeckt? Das wäre nicht fair, Herr. Wobei daraus, dass alles sicher nützt, was nicht schmeckt, nicht guttut und schmerzt, nicht viel Gutes abzuleiten ist. Der Pfirsich schmeckt jedenfalls, er ist angenehm kühl, und ich nehme seinen Geschmack wahr. Braucht es denn mehr? – Das ist der traurigste Satz. Mit wenigem zufrieden sein – ist das nun eine Tugend oder Opportunismus? Mal dies, mal das. Ich bin in vielerlei Hinsicht mit wenig zufrieden (dann brauche ich ebendort alles), woanders aber will ich alles haben. Das Alles – um an dieser Frühmorgenstunde waghalsig zu sein (um viertel 10).

Samstag, 22. August 2015

Überall einzelne Haare, auf meinem Kopfkissen, meinen Schuhen, Socken, an meiner Schulter, in meiner Zahnbürste, auf dem Boden, überall.

Gestern hat man mich früh herausgelassen, zu Mittag war ich schon zu Hause. Lustlose Mahlzeiten, aber immerhin. Die Zeit verstrich nur so, ohne mich. Es geschah nichts. Dabei gibt es so etwas nicht. Oder ich wusste nichts davon. Ich schlief gut, erwachte um 7, schlief aber brav wieder ein. Jetzt ist es 3 Uhr. Womit die Zeit verging, weiß ich nicht. Karfiol mit Bröseln – bitter. Das Obst schmeckt. Auch die Möhren.

Inzwischen (!) wurde es halb 5. Ich mache nichts. Allerdings ist mir auch nicht übel. Allerdings habe ich so kein Alibi.

Montag, 24. August 2015

Der Sonntag ist ausgeblieben. Backhuhn bei György, mit Appetit verschlungen. Wie von einem Magnetophonband: Du schaust aber gut aus. Na, geht scheißen. Und wir lachen. Wovon handelt überhaupt so eine Geschichte?

Aus dem Umstand, dass ich mich als schwach definieren kann, resultiert eine hinterhältige Situation. Ich kann meine Schwäche als Alibi verwenden. Und es ist schwer, Grenzen zu setzen. Zum Beispiel beim morgendlichen Schlaf. Der ja so süß ist. Und von dem wir wissen, er tut gut. Doch dann beginnt der Tag zu schaukeln, und es wird schon Mittag. Heute habe ich mich jedenfalls, wie die Uhr, gestellt und genehmigte mir sechs Stunden Schlaf. Und ich räumte mir eineinhalb Stunden für den Tagesanfang ein, zum Lesen. Von welchen jetzt auch dieses Notieren abgeht. Oder vielleicht rechne ich das heraus.

Gestern schlief mir beim Mittagessen das linke Bein ein, die Prothese, als ich aufstand, sackte ich fast zusammen. Ich hörte, wie sie hinter meinem Rücken flüsterten. Im Zimmer massierte ich es dann, dabei sah ich mir Formel 1 an, fast die Hälfte.

Ich vergesse immer wieder Dinge, Wörter, Sätze. Ist es das simple Altern, oder steckt die Mutzi dahinter? Müsste ich mich im Weiteren auf meine Dummheit stützen? Nicht als hätte ich mich bisher auf meine Klugheit gestützt. Die habe ich nur selten verwendet und bin davon auch nicht übermäßig hingerissen, da ich das Glück hatte, so viele richtige, große Klugheiten zu sehen. Jetzt ist also ein Dialog aus der Blixen-Version verschwunden. Dabei müssen die Wörter her, und der Klang. Irgend so etwas zwischen dem jungen Kerl und »Blixen«, wie »fick mich«, worauf der Junge sagt: »Und die Seele, die beschissene Seele, die zählt nichts?« Doch er sagt es nicht aus Spaß. Oder doch? Darüber denke ich noch nach. Ich erinnere mich. Dieses Letztere habe ich aus Spaß gesagt. Ist das ein Witz, über den ich sagen muss, das ist ein Witz? Ja, das ist es, ein sog. blasser Witz. Der blasse Witz ist aber kein Witz mehr, er steht an der Stelle eines Witzes. Jetzt wollen wir darüber nicht nachdenken, was wir unter Witz verstehen. Liebe Eltern, ich schließe meine Zeilen.

Mit kalten Füßen kann man nicht lesen. Wo sind meine Socken? Während ich sie suche, stolpere ich über einen Hrabal-Bildband. Ich werde dort auch erwähnt. Doch wollte ich nicht das sagen. Eigentlich nichts, vielleicht nur das, dass ich zehn Minuten lang darin geblättert habe, und wo soll ich jetzt diese Zeit verbuchen? Und die, während ich das schreibe.

Brodkey schreibt, bei den mit Unwiderstehlichkeit geschlagenen Menschen könne im Grund genommen nur das interessieren, wie sie scheitern. Wie sie zu verletzen sind.

Der mütterliche Ratschlag Brodkeys: Man macht nie einen guten Eindruck, wenn man nein sagen muss. Brodkey: »Das Leugnen der Wahrheit, fiel mir auf, nannten alle *Takt*.« Und weiter noch interessant (fachlich!), dass er, um über seinen Vater weniger schamhaft erzählen zu können, seine Art zu schreiben ändern müsste. »Im wirklichen Leben habe ich mit Homosexualität experimentiert, um meinen Stolz zu brechen, um …« (oder: und dadurch?) »… mich der Geschichte zu öffnen«. Hm, verstehe ich das? Fast. Das Fast-Verstehen ist Nicht-Verstehen.

Und was habe ich gefunden! »Ist es nicht ein großer Schwindel, dass das eigene Leben für jemand anderen wichtig ist?« Dann noch dieses, dass man einen Kampf führe, den zu verlieren einem vorbestimmt sei. Dass man in einem nicht makellos sauberen Krankenhaus liege.

Ob die Mutzi wohl weiß, dass sie mir nach dem Leben trachtet? Und was für gute Chancen sie damit hat? Sie tut nur ihre Arbeit und siegt mit teilnahmslosem Gesicht. Schließlich. Doch bis dorthin fließt noch genug Wasser die Donau hinunter. – Noch so ein Satz und ich wechsle den Beruf.

Noch nie habe ich den Satz ausgesprochen: Ich sterbe. Ich meine, bezogen auf mich. Voller Sehnsucht nach einem Satz. Nicht nach diesem.

Halbironische Höflichkeit (Brodkeys Ausdruck). Als passte er auch auf mich. Und als irritierte er auch in meinem Fall viele.

Mein Tempo ist anders: Das ist die Krankheit selbst.

Brodkey verwendet ein schönes Bild: Man wird zum Ende hin wie eine Faust, die sich öffnet und schließt, die schwankt und pendelt, zwischen Kraft und Schwäche, dann zwischen geringerer Kraft und größerer Schwäche. Doch dann öffnet sich die Faust, sie entfaltet sich und hört auf zu sein.

Dienstag, 25. August 2015

So lang hin und her, bis ich meinen Bleistift zu Hause vergessen habe. Meinen Hauptbleistift mit Geparden (Giraffen usw.). Vor der Hyperthermie, wartend. Das Aufstehen war so schlimm, ich hätte noch so gern geschlafen! Erinnerungen an das Gymnasium.

Ein – ja, ein Patient spricht mich an, der gerade nach einer Brechschüssel verlangte, weil er die seine ausgeliehen hatte, ob ich ihn erkenne. Nein. Er kommt aus Hort, von der Selbstverwaltung. Seit zwei Jahren kommt er her. Ich, der wohl informierte Trottel, sage, das ist gut, oder?, das heißt, er wird geheilt. Na ja, eine Zeitlang hat sich der Zustand gebessert, dann kam ein Stillstand, jetzt sind die Werte schlechter geworden. Kurze Pause. Aber ich freue mich, dass wir uns hier getroffen haben, nur schade, dass es hier sein musste. Na dann ... alles Gute. Genau, das ist es. Ich fand, er freute sich wirklich.

Drei viertel 8, die Doktorinnen flattern. Die eine besonders. Sie ist schön, jung und gesund. Und mir scheint, sie hat auch gute Laune.

Meine Obliegenheiten, die können mich ziemlich bedrücken. Zum Beispiel der Führerschein, solche Sachen. Als lebten wir in zwei Welten. Das ist aber ein Irrtum. Mein Irrtum. Und theoretisch weiß ich das auch. Ich sage der Schwester, die das Frühstück austeilt, wie schön sie sei. Danke. Was bin ich doch für ein Trottel. Sie ist tatsächlich schön. Etwas geheimnisvoll Orientalisches umgibt sie. Eine verkleidete nubische Prinzessin. Wo liegt Nubien eigentlich? Jetzt kann ich dem nachgehen.

Das Ärgerliche am Tod auf der Türschwelle ist, sagt Brodkey, dass es – und in ebendiesem Augenblick verlor mein Kugelschreiber die Spitze, der Rest ist Erinnerung, das »Innere«. Mit dem man kaum schreiben kann.

Meine Frau Doktor ging an mir vorüber, wir grüßten einander, sie verlangsamte ihre Schritte nicht einmal. Ich akzeptiere ihren Stil, aber langsamer hätte sie werden können.

Das also ist das Ärgerliche am Tod auf der Türschwelle, dass es gerade uns passiert. Und dass der Mensch nicht mehr der

Held seiner eigenen Geschichte, nicht einmal mehr ihr Erzähler ist. Bei Brodkey war sein Arzt der Held und seine Frau die Erzählerin. Ach ja, jetzt fällt mir ein, mein Tod steht nicht auf der Türschwelle. Davon abgesehen, er steht bei jedem dort. Und auch das kann sein, nichtwahrnicht (!), dass er bei mir noch dorter steht. Nur weiß ich nichts davon. Oder ich will nichts davon wissen.

Offiziell schwach sein zu dürfen ist tatsächlich eine große Versuchung. Zum Beispiel jetzt, nach der Behandlung. Ich möchte dann aber schon ein bisschen schlafen. Der arme Kugelschreiber, der sieht aus, als hätte er einen Nasenstüber abbekommen. Die Schwestern müssen faktisch laufen, um von einem Ort (von einer Sache) zum, zur nächsten zu kommen. Währenddessen ruft die eine der anderen schon die folgende Aufgabe zu, sie nennt einen Namen, ja, ich weiß, gleich. Eigentlich sind sie faszinierend. Große menschliche (ja was denn sonst, Dummkopf!) Leistungen.

Mittwoch, 26. August 2015

7 Uhr morgens, Lokalbahn, Führerschein-Erledigung. Eine typische ungarische oder osteuropäische Vorgehensweise: Der Bekannte meines Bruders hilft, ein Herr Józsi soll unter den Wächtern vor der Behörde gesucht werden, der würde mich mit reinnehmen. Ich nehme an, weil ich keinen Termin habe. Als 65-jährige weltbekannte und todkranke Persönlichkeit muss ich einen Herrn Józsi suchen. Mich darüber aufzuregen ist doch weniger plebejisch. Die Lokalbahn rumpelt, da kann man nicht schreiben.

Ich zähle die Stunden nicht. Das bloße Vergehen der trockenen, trippelnden Minuten, das ist es, was Brodkey mag. Ich gehe anders mit der Zeit um, doch ist es offenkundig, dass sie auf einmal besonders wichtig wird. Und sei es, dass ich auf sie pfeife. Sie beschäftigt einen jedenfalls.

Doch zurück zum ungenauen Dialog. Stellen wir uns also den großsprecherischen oder nur sein Alter Lügen strafenden (Fußball, erwachsen wirkender Körper) Jungen vor und »Blixen«. Er bewegt seine Hand steif wie eine Maschine am Arm der Frau auf und ab. Er streichelt nicht, er tut, *als* streichle er. Nicht wahr, schauen Sie, gibt es etwas Besseres als das? Stille. Weil, schauen Sie, hin und her, das ist nicht nur der Körper, wie die Handfläche hin und her gleitet, sondern eben die Spiritualität, leck mich am Arsch, die Spiritualität ... In Ordnung, wir haben es uns vorgestellt, und jetzt (dann) wie weiter?

Das ist so kein Text. Er ist trocken, hat keine Eier, um einen bekannten Terminus technicus zu verwenden. Warum? Weil der Text die Wirklichkeit zeigen muss, die er übrigens selbst erschaffen hat. Er kann nicht nur so im Raum schweben. Das heißt, der Mantel muss her, auf dem dies als Knopf dient. Der Raum muss her, in dem dieser Mann und diese Frau stehen, wo diese Sätze zugleich verliebt und vulgär und sauber sind. Die Ausdehnung, die Neudeutung der Vulgarität – auch das eine Aufgabe.

Mir ist nicht so, als wäre ich unterlegen. Der Wind der Niederlage hat mich nicht angeweht. Wie interessant das bei Fußballspielen ist. Das war interessant. Dass noch nichts Übles geschehen ist, vielleicht war noch nicht einmal das zu ersehen, dass sie besser sind – und doch. Die Angst, dass wir heute wegen irgendetwas – aber weswegen? – verlieren. Dass wir geschlagen werden. Das ist der Wind der Niederlage, etwas Dunkles oder dunkel Feuchtes in der Zukunft. Das also gibt es nicht. Das gibt es jetzt nicht. Ich schreibe es zum Trotz nicht her, das Noch.

Daraus aber ist ersichtlich, dass dies alles mir *stark* in den Sinn gekommen ist, dass es in meinem Sinn ist.

»Blixen« ist alt, auch ihr Körper ist alt. Ihre Schönheit ist abstrakt, aber real. Der Junge scheint aus einem Gombrowicz-Buch hervorgetreten zu sein, zugleich aus einer Fußballergarderobe. Es gibt nur Abstraktionen, der Realismus hat keinen Sinn, Leonardo ist genauso abstrakt wie Picasso. Nur so kann die Schönheit dargestellt werden. Hoppauf!

Es fällt mir nicht schwer, es tut mir nicht weh, ich schäme mich nicht wegen meiner sichtbaren Schwäche und nicht wegen meiner verlorenen ungarischen stämmigen Zähigkeit (wenn wir auch nach so viel Recherche immer noch nicht wissen, was zum Kuckuck das eigentlich sein soll), doch es fällt mir schwer, die durch meine Schwäche ausgelösten Gefühle und Aktionen zu handhaben. Weil es den Anschein erweckt, meine Pflicht zu sein. Nicht alle müssen beruhigt werden (beruhigt, das Übel sei gar nicht so groß – ich weiß nicht, wie groß, also, beziehungsweise theoretisch ist es ziemlich groß, sicher größer als ein Wels; oder beruhigt, das Übel sei zwar groß, doch stünden wir heldenhaft auf der Wacht, wir kämpfen und werden obsiegen), manche müssen, gerade umgekehrt, der Dramatik unserer Lage versichert werden, weil sie sich in diesem Drama gut positionieren, gut einnisten können, sei es mit ihrer vorgezogenen Trauer oder dem fortgesetzt präsenten Schmerz, Kummer, oder sei es mit ihrer Hilfsbereitschaft. Das ist schwer, doch ich jammere nicht, es muss jetzt etwas Schweres geben. Das schickt sich so.

Daher komme ich in Versuchung, nicht darüber zu sprechen, ja, es sogar zu leugnen oder eher zu verleugnen. Meine Liebe, ich verrate dich ein ums andere Mal. Außerdem möchte ich nicht als Anekdote herumkreisen. Wieder der Effekt »und was alles sonst noch«? Wie der ausgeplünderte norwegische Missionar meinte: »Wollt ihr nicht meinen Schwanz auch?« – Jeder Satz ist aus irgendeinem Kontext gerissen. Kann es sein, dass es ohne dieses Herausreißen keine Literatur gäbe?

Manche haben meinetwegen sogar schon geweint. Ich bin nicht gewillt, trockene Tränensäcke als Undankbarkeit anzusehen. Über die Romanfigur Nemecsek kann ich weinen. Und auch über das Weinen selbst. Über mich aber nicht. Doch das muss ich irgendwie vertuschen.

Donnerstag, 27. August 2015

Heute will ich mich doch nicht zwingen, etwas früher aufzustehen. Ich war vor 8 aufgewacht, ich schlummerte aber noch ein bisschen. Die Nachwelt kann in mir einen großen Schlummerer verehren. Es gibt keine Nachwelt, das ist die neue Situation. Keine Zukunft? Das ist viel, doch wer jetzt schreibt, kann nicht an die Nachwelt denken und er denkt auch nicht daran. Denke ich.

Meine Söhne platzen herein. Marcell ist grüblerischer, Micu ist aktiver, hast du Wasser?, bedrückt dich dieser Satie nicht?, du siehst gut aus. Er spricht ein wenig so zu mir wie ich zu denen, die sich mit meiner Krankheit abplagen. Ich plage mich eigentlich nicht. Höchstens technisch, Motto: »Mir sind die Pillen weggerollt«.

Das Tischdecken ist im Gange, vulgo: ich werde gestört. Das ist aber nicht sehr störend. Ich befürchte, ich werde diese abgetragene Jacke gegen etwas Festlicheres eintauschen müssen. Davor aber machte ich klar Tisch. Was für ein Durcheinander, unerledigte und hauptsächlich unverstandene Sachen, T-Com und Rechnungen, Einladungen und – was auch immer. Die würden mich auch dann überfluten, wenn nicht ... wenn nicht das wäre, was jetzt ist.

Die beiden Söhne machen am CD-Player herum. Kann sein, dass sie mich nerven. Und sie sind genervt, weil der Player alt ist, zumindest unmodern, und nicht funktioniert. Die Enkel zwitschern. Und ich würde lesen. Stattdessen Backhuhn. Von dem ich gerade etwas genascht habe.

Mitics bringt mich rein, in die Hitze. Während ich warte, setzt sich eine Frau zu mir, die über das Krankenhaus und den Arzt herzieht, wie sie sagt, sehe ich dem PE ähnlich, worauf ich wieder – antworte: Ja, noch, noch sehe ich ihm ähnlich. Ich werde dann zurückblättern. Mein Leben wurde zum Noch und zum Zurückblättern.

Ich schlief in der Hitze nicht, sondern las Brodkey. Der aus dem Spital nach Hause wollte. Er weiß nicht, was sein Arzt weiß, dass die Welt draußen schlimmer ist als im Krankenhaus. »Sagen Sie mir, wie ich sterben werde. *Das willst du gar nicht wissen*«, konnte er aus seiner Miene lesen. »Darüber denken wir später nach. Sie können noch ein paar sehr, sehr gute Jahre haben.« Ich habe keine solchen Unterhaltungen, allerdings müssen wir auch noch nicht so ehrlich oder unehrlich sein.

Ergänzung: Das Fast-Verstehen ist Nicht-Verstehen, beliebte ich zu sagen. Und das scheint auch jetzt wahr zu sein (siehe auch: Erinnerungen eines Mathematikstudenten). Wie aber auch das Umgekehrte wahr wäre: Das volle, unbedenkliche Verstehen ist das wirkliche Nicht-Verstehen. Als wäre das auch wahr. Woraus sich allerdings ergäbe, dass nichts zur Gänze verstanden werden kann. Und das ist nicht wahr. Wäre es vielleicht bezogen auf die Sprache wahr? Die Sonne scheint. Verstehen wir das? Es bedeutet etwas anderes im Winter als im Sommer, in

Marokko und in Helsinki. Oder ist das keine legitime Bemerkung? Oh, allmächtiger Wittgenstein, hilf!

Vor einigen Tagen ist Katalin Neumer verstorben. Ich kannte sie kaum, und doch betrauere ich sie, ihr Tod schmerzt. Auch sie könnte helfen.

Samstag, 29. August 2015

Der Freitag ist ausgeblieben. Dabei war viel geschehen, und vieles war nicht geschehen. Ich habe in keinerlei Art und Weise gearbeitet, das ist es, was als nicht Geschehenes geschah. Wie die Schnecken, husch, und der Tag war vorbei. Er hatte mit dem nicht beginnenden Morgen begonnen, ich schaute ein bisschen in die Mails hinein, das ist das Schlimmste, ich sehe, was ich alles muss, und erledige davon einige in vernachlässigbarer Menge (zumeist zur Hälfte, das bedeutet: gar nicht).

Um dem Siegel der Schwäche zu entgehen, ging ich doch zur Eröffnung der Ausstellung über Gastronomie. Ohne meinen Hummer hätte ich eine Ausflucht gefunden. Viele alte Bekannte aus den Neunzigern, Gastronomen, große Köche, von Vomberg bis János Kaszás. Ich nenne keine weiteren Namen, keiner arbeitet mehr in Restaurants, sie sind Konsulenten und unterrichten an Hochschulen, sie haben die Küche geräumt oder räumen müssen. Die Welt ist anders geworden, sagen sie, mit unterschiedlicher Betonung.

Entweder ist jeder taktvoll, oder mein Aussehen ist noch nicht so skandalös. Dass aber dieser einer meiner letzten »Auftritte« war, für eine Weile, das glaube ich schon. Danach werde ich freilich von den Toten auferstehen und mein kostbares Leben als Partylöwe fristen.

Übrigens sehe ich am Morgen, so auch heute, wenn ich in den Spiegel sehe, zwei Bilder auf einmal: Ich sehe diesen an Vater erinnernden, jünglinghaft gewordenen Körper, ich sehe darin auch noch die Zähigkeit (möge das unter uns bleiben, ich gefalle mir, ich werde an meinen Fußballerkörper erinnert, wie auch an die Kraft meiner Jugend, ich wiederhole: Kraft, dazu noch die erwähnte ödipale Seligkeit, ich werde immer weich und sehe es als einen Wert an, wenn ich was auch immer an mir finde, das mich an meinen Vater erinnert; fürs Erste denke ich eher an seine äußere Erscheinung, wenn ich aber seine Ironie bei mir bemerke oder seine unverhoffte Einsamkeit, auch das freut mich. Natürlich finde ich auch einen Teil seiner sog. schlechten Eigenschaften bei mir, mich über diese zu freuen wäre nicht logisch, aber selbst das ist nicht ausgeschlossen), mit einem Wort, ich betrachte meinen neuen Körper zufrieden im Spiegel, und dann sehe ich, nicht plötzlich, eigentlich gleichzeitig, meinen angegriffenen Körper, das Alter in meinem Gesicht, das Hängen der Partien, und alles das im dramatischen, unheilverkündenden Rahmen des Hummers. Das ist das andere Bild. Ich bin lächerlich und eitel zufrieden mit dem, was ich sehe, und zugleich bestürzt.

Was zum Teufel ist jetzt also los?, fragte sich Kant in seiner Königsberger Einsamkeit. Er hatte Pech, er wusste die Antwort.

Sie haben sich über mich gefreut, wie ich mich über sie auch. Es gab einige, die über meinen »aktuellen Zustand« Bescheid wussten ('tschuldigung, süßes Fräulein), wieder andere wussten von nichts. Nur ich wusste nicht immer, wer davon wusste und wer nicht.

Namen vergesse ich, eine Frau (ich weiß schon mehr als das über sie) sagte, wie schön ich abgenommen habe, absichtlich, nicht wahr, und ob ohnehin alles in Ordnung sei, nicht wahr. Ohne Luft zu holen. Ich sprach gerade mit Zoli Komáromi über die praktischen Angelegenheiten bei Krebs, Medikamente, Diäten, Seele. Aus diesem Gespräch beugte ich mich mit einem schwachsinnigen Grinsen zu ihr rüber, vom Krebs abgesehen alles in Ordnung. Ist ja gut, du machst immer Witze. Ich meine, ich mache nie Witze, doch das sagte ich ihr nicht. Zoli warf ein, klar, ich machte oft Witze, doch das sei kein Witz. Mit einer netten Geste sagte die Frau, dann sei ja alles in Ordnung, wir zögen sie doch nur auf. Während des Empfangs hatte sie dann wohl doch erfahren, was ein Witz und was keiner war, denn sie kam zurück und sagte, sie wünsche mir von ganzem Herzen gute Besserung.

In letzter Zeit treffe ich diese ganzen Herzen öfter, und ich muss versprechen, den Weg der Besserung anzutreten. Einst dachte ich (nicht vor Christi Geburt, sondern vor dem Hummer), dass die fromme Lüge den Kranken zusteht, dem ist aber nicht so, ich muss sie den armen Gesunden zukommen lassen, damit sie nicht gekränkt sind. Schriftlicher Verweis: Ihr Sohn übt seine Krebserkrankung mit verstockter Unbelehrbarkeit aus, Sie werden gebeten, mich in der Sprechstunde am Donnerstag zwischen 17.00 und 18.00 Uhr im Lehrerzimmer (Parterre) aufzusuchen.

Wie gern ging ich doch zu den Piaristen in die Schule! Ohne das Gymnasium wäre ich ein anderer Mensch geworden, doch möchte ich die Verantwortung nicht ihnen aufbürden. Ich glaube, sie wissen ohnehin nicht, wie viel Gutes sie mir getan haben. Jetzt hat mich die Rührung ein wenig überwältigt, die würge ich aber mit harter Hand ab, schon abgewürgt.

Es war gut, diese Gastronomen zu sehen. Vielleicht ist das auch eine Generationsgeschichte, wie sie aus der Zeit, aus der Arbeit geschleudert wurden. Im Ausland können auch ältere Menschen Köche sein. Respekt.

Um 5 kam János, Megyik. Ich sage Zsozsó, das ist einer der größten lebenden Künstler der Welt. Man glaubt mir und auch wieder nicht, aber eher schon. Er hat einen schönen toskanischen Wein mitgebracht. Eigentlich wollte ich nur einen Schluck trinken, doch dann becherten wir richtig. Zwischendurch wurde eine Schüssel gebracht, mit Roter Beete, Käse und Oliven. Essen, trinken, reden, gut. Ich freue mich so, wenn wir über etwas derselben Meinung sind. Das ist wie eine Besiegelung. Diese beiden Stunden mit ihm müssten sehr langsam beschrieben werden, lang und ein wenig langweilig, um Spannung und Gespanntsein zum Ausdruck zu bringen. Beim Abschied (eine gute Umarmung) leichter Taumel, ein kleiner Schwips. Am liebsten würde ich mich gleich hinlegen, schlafen. Fast ist es so gekommen.

Mir fallen immer wieder Micus Filme ein. Deren persönlich-unpersönliche Traurigkeit. Micudunkel. Auch der Zuschauer wird micudunkel. Der Heilige Thomas von Aquin leitet das Micudunkel nicht unmittelbar als von Gott kommend ab, doch vermutet er zwischen den beiden eine evidente Verbindung.

Mein lieber, lichter Sohn. Miklós Fényes, Nikolaus der Prächtige, der war ein anderes Licht. Nach Micus Filmen kann man sich nicht entscheiden, ob es trotz allem schön ist, zu leben, oder ob wir sagen sollten, genug von alledem, wir sind glatt hintergangen worden.

Ich schreibe an meine innere Dame, eine Kici-Notiz. Was das ist? Ich nutze die Gelegenheit und schwärme: Kici bedeutet auf Türkisch, mein süßes Püppchen, wie gern ich dich jetzt am Ufer des Bosporus, am Fuße oder auf dem Grat einer anderen geographischen Einheit vögeln würde, wenn du auch gerade deinen Mageninhalt in hohem Bogen von dir gibst, doch ist mir selbst der wie der Hauch der Rosen, die Rosen scheren mich nicht, allein dein kleines Bäuchlein tut mir leid. Dies ist also ein kompliziert klares Wort, einfach kompliziert, um einen unbekannten österreichischen Schriftsteller zu zitieren.

Ich möchte nichts komplizieren oder vereinfachen, aber ich bin es, der einen Bauch hat (ein Bäuchlein), nicht sie. Wie hier die Ichs durcheinanderwirbeln! Zu guter Letzt werden wir noch postmodern!

Sonntag, 30. August 2015

Ich kam hier um 11 an. Bin gereizt und verursache Gereiztheit. Jeder Familienteil hat seinen eigenen Rhythmus – egal, es langweilt mich. Doch es ärgert mich auch, und dabei ist nicht einmal sicher, dass ich recht habe.

Ich müsste meine Muskeln trainieren. Wegen des Ports wage ich keine Liegestütze. Gehen, Zimmerfahrrad fahren. Die beiden Letzten wollen nicht so richtig. Ein Chaos bei den Medikamenten, was nehme ich vor, während und nach dem Essen ein. Ich verwechsle sie. Der Kampf gegen die Schwäche macht mich schwach. Vorwärts, meine Jungs, vorwärts, Kuruzzen. Wo bleibt das Ausrufezeichen?

Ich geistere nur herum. Weder Raum noch Zeit. Wo zum Kuckuck bin ich und wann? Sitze stumm und reglos da.

Brodkey ist am Sterben. Daher seine feine Beobachtung: »Ich hatte nicht gewusst, wie krank ich wirklich war – am Sterben, ja, aber nicht, wie krank.« Am Sterben bin ich nicht (aber ich werfe schon einmal einen Blick in das Bedeutungswörterbuch, aber nein), der Fachliteratur zufolge bin ich schwer krank, mein Wissen darüber ist aber bruchstückhaft. Über das »schwer« weiß ich nichts, was das »krank« angeht, da mag etwas dran sein, da bin ich hin- und hergerissen. Und außerdem ... also da verfüge ich schon über gewisse Erfahrungen. Für kurze Zeiten aber vergesse ich die, es gibt Momente, da fühle ich mich ganz gesund. Offenbar aus Unachtsamkeit. Mein Unwohlsein hält sich in Grenzen, doch es wäre ein Irrtum, das Gesundheit zu nennen. Es gibt Probleme, das ist klar, und fühle mich mal akzeptabel, mal aber richtig wohl in diesem Problem, über das ich sachgerecht jammere. Das Jammern ist eine Übertreibung, doch vielleicht ist das Jammern besser als diese diskreten, vereinzelten Übelkeiten, Schwindelanfälle und Rückschläge.

Manchmal, selten, erstarre ich. Es ist nicht gut, wenn sie das sehen. Sie könnten mit Fug und Recht annehmen, dass ich auf sie scheiße. Das ist zwar ein Irrtum, aber sie können nicht leicht etwas anderes annehmen. Zu dieser Zeit gibt es nichts, auch mich nicht – was wollen sie also ... Das kann ich auch vehementer vortragen, doch ist das keine wahre Vehemenz, auch keine gespielte, vielmehr, jetzt hab ich's!, eine berechtigte. Ich würde es vehementer sagen, damit die Situation wahrer werde. Aber ich sage nichts. Ist es möglich, dass auch die mir gegenüber gezeigte Vehemenz die Dienerin des Wahren ist? Bauernschlau, wie Micu als kleines Kind gern sagte.

Brodkey fühlt sich nach dem Schlafen nicht erfrischt, und das ist für ihn so beängstigend, wie, sagen wir einmal, vom Rand der Welt zu fallen. So irgendwie. Ich schlafe mit ausgesprochenem Vergnügen. Lasse mich gern in den Schlaf locken.

Ich berge das Gesicht zufällig oder unaufmerksam in den Händen. Eine klassische Pose, doch das nur nebenbei. Ich drücke sanft gegen die Augen, die Dunkelheit beginnt zu pulsieren. Als wäre ich in eine andere Welt gelangt. Ich bliebe gern hier. Als wäre das eine Lösung. Die Lösung wessen? An meinem linken Handrücken tritt eine gut vier Zentimeter lange Ader hervor. Warum?

Ich bin schläfrig – um 1 Uhr Mittag. Ich gähne so gewaltig, wirklich gewaltig, so weit ich den Mund nur aufreißen kann. – Und jetzt ist es schon 3. Ich habe bereits Medizin eingenommen, gegessen, ein wenig ferngesehen. Über den Durchfall berichte ich nicht. Ist vielleicht mein Zeitgefühl verdorben und nicht die Zeit selbst? Verdorbene Zeit, kann man sich gut vorstellen. Wie im Fleisch, winden sich weiße Maden darinnen. Und von seinem Geruch muss man erbrechen. Der Geruch der Zeit – und ich soll kein Ungar sein? Die vielen Rindviecher mit der Trikolore im Knopfloch. Siehe noch: Gottes Geschöpfe.

Es ist niemals einfach, mit jemandem zu sprechen, der krank ist. Ich verstehe diesen Satz von Brodkey. Mein Enkelkind brüllt zum Erbarmen, es erweicht mich aber nicht. Wie eine Walddrossel. Ein Löwe. Ein Schakal. Als würde es gehäutet. Gepfählt. Sprüche helfen auch nicht.

Mir geht es nicht gut. Es erscheint mir nicht gefährlich, doch ist dieses nicht gut sehr präsent. Es nimmt mich ein. Es wirft mich nicht um, erfüllt mich aber. Noch viel Schönes wäre darüber zu sagen, doch einen Scheiß werde ich tun (um den Pferdepenis gar nicht zu bemühen), ich strafe es mit Schweigen.

Melonenessen auf der Terrasse in der bleichen Bemühung der untergehenden Sonne. Sätze fabrizieren. Ich esse gar keine Melone. Manchmal denke ich daran, was wäre, wenn ich gar nicht äße? Lichtesser? Ich rede Unsinn, weil mein Magen knurrt.

Das Argument, ich würde etwas nicht tun, weil dafür keine Zeit da sei, oder weil dafür noch eine Zeit kommen wird, ist dasselbe. (An diesem Satz könnte noch gefeilt werden, aber ich feile nicht. Dafür ist keine Zeit. Dafür wird noch Zeit sein. – Voilà, ich unterhalte mich.)

Ein großer Verleger hat an Brodkey geschrieben: »Höre mit Bedauern Ihre schlechten Nachrichten. Wenn Sie mal nach Downtown kommen, lassen Sie uns zusammen lunchen. Ich übernehme die Rechnung.« Etwas Ähnliches habe ich auch bekommen, wenn auch nicht von einem Verleger. Wir kennen uns in so einer Krebssache schlecht aus. Wie ich mich auch dagegen wehre, dieses Dings ist zum Mittelpunkt meines Lebens geworden. Wenn ich dagegen ankämpfe, dass es zu meinem Lebensmittelpunkt wird, wird es genau deswegen dazu. Das ist die Struktur von »Hingestreckt wird man immer«. Wie es auch immer ist oder sein wird, du greifst ins Braune.

Montag, 31. August 2015

Jene ausgetrockneten Flussläufe, aufgebrochen, rissig – so fühlte sich heute Morgen mein Mund an. Ich erwachte von dieser Dürre. Gestern Abend, eher schon in der Nacht, kam es zu einem großen Kampf mit den Enkelkindern. Die Eltern waren ins Kino gegangen, eines der Kinder schreckte auf (obwohl die besagten Eltern mir versichert hatten, beide würden durchschlafen), und das andere wachte dann davon auf. Das kleinere hob an zu schreien wie am Spieß (vielleicht sollte hier eine freundlichere Metapher her), und das größere wiederholte beleidigt das Wort Mama, keine meiner mimischen Fähigkeiten vermochte den vom Wort umrissenen Raum auszufüllen. Wir schoben, wiegten, tränkten. Es gab einen fröhlichen Moment in diesem unangenehmen Chaos. Die zurückkehrenden Eltern stellten innerhalb von zehn Minuten die Ordnung (und den Schlaf) wieder her. Wie ich meine, war dabei eher der (ihr) Geruch wirksam, nicht ihre Geschicklichkeit. Nicht, als wären wir besonders geschickt gewesen oder als hätten wir das durch unsere vier Kinder erworbene Wissen anwenden können. Dieses Wissen gibt es nicht mehr.

Sag mir, dass du mich liebst. Warum denn? Glaubst du, ich sterbe schon? Nein. Natürlich nicht. Ich möchte es einfach nur wissen. Ich möchte, dass du es mir sagst. Natürlich liebe ich dich. Und was bringt's? Die Zellen lassen sich von Ichliebedich nicht beflügeln. So, beinahe so unterhält sich Brodkey mit seiner Frau. Ich wüsste schon jemanden, mit dem ich so schäkern könnte, ja, mit dir, Mutzi, in mir.

Irgendwie ist alles unruhig. Es herrscht Unruhe. Das ist bedrückend. Ich bin bedrückt. Aufzeichnungen eines Bedrückten. Gebrechlich, ein lange nicht mehr gehörtes Wort.

Unaufmerksamkeit als eine Form des Verrats. Ich möchte nicht ins Detail gehen, wer wen. Ich fürchte, jeder fürchtet jeden. Was bedeutet, das ist kein persönlicher Fehler.

Die Kanten seines Gesichtes seien verschwunden, schreibt Brodkey. Bei mir läuft das umgekehrt, ich habe welche bekommen. Ein kleines Doppelkinn, ein bisschen Hängen sind geblieben, damit ich mich wiedererkenne.

Dienstag, 1. September 2015

Im Halbschlaf war mir eine gute Metapher eingefallen, über meinen Mund, kein ausgetrocknetes Flussbett, sondern – ich habe es vergessen. Vergessen, das möge das erste Wort des Tages werden. Ich schlief bis 10, was ich wütend bemerkte, denn ich hatte eigentlich andere Pläne. Allerdings tat es mir gut. Jetzt ist schon wieder Mittag. Telefonate, um die Genbehandlung zu beginnen. Am meisten bedrücken mich diese, die zu erledigenden Sachen. Das müsste ich lockerer nehmen. Auch von innen wird mir das empfohlen. Wobei das eher bedeutet, es ist mehr oder minder gleich, was du machst, mach es ruhig, ich bin auch dann die, die ich bin. Dagegen würde ich mich dann aber doch aussprechen, dass mein Bauchspeicheldrüsenkrebs Christus-Paraphrasen von sich gibt. Mehr Demut, Genossen, wie das die kleineren und größeren Politchefs predigen und dabei jetzt Genossen durch Herren ersetzen.

Nach der gestrigen Hyperthermie ging ich zu Miklós (Szüts), um Bilder anzusehen. Ein wenig auch zwecks Selbstdisziplin, um nicht mit der Schwäche hausieren zu gehen. Mir ist gar nicht schlecht geworden, nur einmal hatte ich einen Schweißausbruch, das war alles. – Jetzt kam meine Enkelin vom Typ Emma, auf dem Arm getragen, herein, sie maß mich mit großen Augen, ich sagte ihr, mein Kleines, ich habe Bauchspeicheldrüsenkrebs, worauf sie süß auflachte. Sie ist mit allem recht zufrieden, so auch mit mir. Die Weisheit der Zwei- bis Dreijährigen, ihre Unschuld und Unwissenheit. Warum soll ich in diesem von Lachen getragenen Durcheinander (bis ich im Schreiben hier ankam, heulte und jaulte sie schon, was die Kehle hergab, aber vielleicht geht mich das nichts an) denken, dass alles in Ordnung sei? Es stimmt, hier war ich schon, wenn auch auf anderen Pfaden wandelnd, alles in Ordnung, bloß was zum Kuckuck (was zum Teufel, gütiger Gott – pardon, nicht ich bringe die Worte herbei, das macht die Sprache, wollen Sie bei ihr bitte den hysterischen Anfall erledigen, bei allfälligem Bedarf) ist diese Ordnung? Diese neue Ordnung.

Ich verstehe von der bildenden Kunst im Grunde nichts (wobei es möglich ist, dass ich in diesem Sinn auch von der Literatur nichts verstehe, dann aber von gar nichts; doch ich glaube nicht, dass die Lage so rosig ist) und sehe mir die gezeigten neuen Bilder mit der Begeisterung des Dilettanten an.

Miklós' Abstraktionen sind sehr lehrreich. Man kann sie gut von der anderen Seite her anschauen, ich meine, kollegial. Ich zumindest sehe sie gern so an. Welcher Pinselstrich deckt welchen ab, was war früher da, was später. Die im Bild versteckte oder sich versteckende Zeit, daran habe ich zum Beispiel noch nie gedacht. Der zum Verschwinden gebrachte Pinselstrich ist nicht mit dem Fehlen des Striches identisch. Dazwischen trinke ich immer wieder Wasser (ich lechze nach Wasser, brauche Wasser), aber das ist das Einzige, was mich an die Lage erinnert.

Ich glaube, etwas nicht Zufälliges in den Bildern zu sehen, und etwas unerwartet Unpersönliches. Das ist selten, und im genannten Künstler stecken vielerlei Eitelkeiten, doch sprechen diese Bilder nicht von ihm, oder wenn doch, dann nicht von seinem Talent. Sie tun, als sprössen sie auf natürliche Weise – ja, aus der europäischen Kultur hervor. Nicht deshalb, weil einer der Flecke Endre Bálint zitiert und ein feiner, schattiger Schwung einen kleinen Meister aus den Niederlanden (ich sage deshalb kleinen, weil gegenständliches Wissen und Handfertigkeit umso weniger zählen, je größer er ist), die Wurzeln gehen tiefer. Mag sein, dass es nur das ist, man sieht, diese Bilder sind nicht allein, sie können nicht allein sein. Wenn die Marsmenschen kämen und ein Szüts-Bild erblickten, würden sie gleich eine Treibjagd veranstalten und nicht ruhen, bis sie alle gefunden hätten, angefangen von Megyik über Mantegna bis zur Venus von Willendorf. (Kleiner, alberner Scherz: bis Erzsébet Vojnich. Die würden sie am spätesten finden, weil sie am nächsten ist.)

Der Realismus ist nicht wichtig, die Wirklichkeit ist wichtig. Ich sollte statt wichtig ein anderes Wort verwenden. Miklós brachte mich mit dem Auto nach Hause (er hat immer so gute Autos), wir fuhren das Donauufer entlang. Die Schönheit der Stadt war sehr gut zu sehen. Die liebenswerte Absurdität des Parlaments. Jede Stadt hat ein Geheimnis, welches hat Budapest?, schrieb ich einst auf den Spuren Calvinos. Und wie die Kleingeistigkeit der Regierung auch diese Schönheiten noch verdeckt, verschmutzt. Ihr Egoismus. Aber da sind auch »wir« schuldig. Um es gewählt zu sagen, da stecken auch wir mit drinnen. Ich kann mich an kein Gespräch in Venedig erinnern, schreibt Brodkey, dessen erstes Thema nicht Venedig gewesen wäre, anschließend ging es um meine Krankheit. Konversieren – da können wir nach der Wirklichkeit suchen.

Oder gehört jede bessere Stadt schon den Touristen? Denen zeigt sie sich, denen neigt sie sich zu, sie passt sich den Ansprüchen an und vergisst ihr eigenes, geheimnisvolles Ich? Yes.

Die Verwirrung vor dem Einzug in das Krankenhaus. Telefonate, Warten, Schlaf am Nachmittag, wieder längerer Schlaf, vergeblich bitte ich darum, geweckt zu werden. Ich falle jedem zur Last, was keiner zu akzeptieren bereit ist.

Mittwoch, 2. September 2015

Drinnen. Langsam 12 Uhr, jetzt wird die Frau Doktor kommen. Bislang musste ich zu ihr gehen. Dabei ist immer alles dasselbe. Und doch haben sie Blut aus der Vene abgenommen, nicht aus dem Port (wegen der Gerinnung, wegen der Prothrombin-Untersuchung). Ich habe die Abgesandte des Seelsorgeamtes (dieselbe, die das letzte Mal?, wenn ja, warum sagt sie nichts?) unter Anwendung des üblichen überbordenden Geschwätzes abgewimmelt. Ich gähne mächtig. Gitti traf N. beim Oberarzt B.

N. trat erschrocken von einem Bein auf das andere, berichtete Gitti. Dann muss es sehr schlimm sein, keines von beiden zählt zu N.s Gewohnheiten. Ich gähne ganz schrecklich, könnte sofort einschlafen. Ich habe ja auch nur viereinhalb Stunden geschlafen. Wenig. Um halb 7 ein kurzes, entsetztes Sitzen am Bettrand.

Die übliche Blut-Harn-Schlepperei, jemand grüßt mich fröhlich im Garten: Ich habe Sie erkannt! Gut, antworte ich, ebenfalls fröhlich, ohne langsamer zu werden.

Nein, meine Haare fallen nicht aus, Scheißer, ihre Struktur hat sich gewandelt. – Ein verworrener Satz, verworren, möglich.

Drei viertel 2, zick-zack, die Ärztin war da. Wir: wie immer. Sie reserviert, objektiv, ich wortlos. Wie geht es Ihnen? Gut, im Wesentlichen. Mir kam in den Sinn, dass es mir gerade im Wesentlichen nicht gutgeht, wollte aber nicht klugscheißen. Sie hörte mich ab, stellte fest, dass die Menge der Blutkörperchen oder -plättchen abgenommen habe, daher sie etwas ändern werde. Ich sprach vom Husten, die CT würde zeigen, ob das mit etwas anderem zusammenhänge. Sie ist braungebrannt, lächelt, geht ab. Über meinem Bett schwebt nach ihrem Abgang keine Kritik, eher Selbstkritik. Irgendetwas habe ich sicher vergessen zu fragen. Aber was? So irgendwie werden wir dereinst vorm Himmelstor stehen (wie bei Kafka), irgendwas, Herr, nein, was war es denn?

15 Uhr, das, was tröpfelt, tröpfelt in mich hinein. Zuerst das gegen das Erbrechen. Jetzt ich weiß nicht was, aber es dauert ungefähr eineinhalb Stunden. Es ist warm. Der Fernseher funktioniert nicht, also wird das Spiel Ungarn gegen Rumänien nicht geschaut. Ein Schläfchen. Ein leicht metallischer Geschmack im Mund. Oder eher nur Glätte. Belag, wäre das *der* oder *ein* Belag?

16 Uhr 30. Verflucht nochmal: Speichelfluss, Schwitzen, Magenunruhe. Ich fühle mich allgemein beschissen. Erfolglose Rülpsversuche. Essen? Nie mehr. Ein verwaister Körper. Der niemandem gehört. Mist, gehört auf den Mist. Der Schmerz,

den er verursacht, der gehört auch nicht zu mir, beinahe nicht. Beinahe. In der Magengrube ist etwas außer der Magengrube. Der Kopfschmerz gehört noch am meisten zu mir, weil ich mich daran erinnern kann. Den Speichel in die falsche Kehle bekommen, wie kleinlich. Na ja, so schaut's aus. Heißt es speicheln, wird gespeichelt.

Jessas, meine Möse leuchtet. Jetzt müsste man die Morsezeichen kennen.

Laut Sokrates bedeuten Reichtum und vornehme Herkunft nichts Gutes, sondern im Gegenteil, Schlechtes. (Aus dem Buch Paul Johnsons.) Hm, überlegenswert.

Donnerstag, 3. September 2015

132/78 (87?) um halb 8.

Ich wachte um 6 auf (hatte mich um 11 niedergelegt, mit Aufwachen um 1 und 3), gut geschlafen. Ich erwachte damit, dass ich ein Wort nicht finde, wann welche ärztliche Untersuchung stattfinden wird. Und ich dachte, das sei die Hoffnung des heutigen Tages, dass es mir einfallen würde, sagen wir einmal, am Nachmittag, also ziemlich spät, um etwas, wenn auch nicht besonders Dramatisches, so doch Lächerliches oder Erniedrigendes, das heißt Interessantes anzuzeigen. Ich wusste auch noch, dass ich mir ein Wort mit demselben Anfangsbuchstaben gemerkt hatte. Bis ich das alles zu Ende dachte, das Obige, fiel es mir leider auch ein, also nichts mit Lachen und Erniedrigung und Interesse, das Wort war Wasser und die Lösung war Visite. Und sie soll um 8 Uhr stattfinden. Also hat auch dieser Tag angefangen. Ich könnte gerührt sagen: Auch dieser Tag hat mit einem Wort begonnen. Ach, mein kleines verwaistes Leben irrt in einem Wald von Wörtern herum. Was für ein Blödsinn. Doch möchte ich nicht sagen, dass es mich nicht amüsiert.

Es war warm genug, ich schlief nackt, das ist gut so. Eine Ein-Personen-Visite, quick, wenn es so geschrieben wird. Schnell. Andererseits kam heraus, was ich nur langsam begriff, nämlich dass es in zwei Wochen noch eine Therapie geben wird. So hat es sich ergeben, heißt es. Weil ich zuvor gefragt hatte, soll ich nur so zu Ihnen hereinkommen oder für ein CT. CT ist CT, und das ist das, war die Antwort. Nicht gereizt, aber ein wenig so wie zu einem Kind.

Und doch gab es eine richtige Visite. Frau Doktor flüstert dem Oberdoktor etwas zu, der nett fragt, wie ich denn die Behandlung vertrüge. Kurz, würde ich sagen: gut. Dann frage ich gar nichts weiter, sagt der Oberdoktor nett, und husch, wie die Schnecken im Witz, verschwindet der ganze Schlepp. Hm, sage ich nur.

Die Tür war offen geblieben. Ich sehe A., winke ihm zu, er möge sie schließen. Alles in Ordnung, Péter? Ich kann nicht widerstehen. Alles, nur die Ordnung ist nicht in Ordnung. Sehr lieb, ich könnte sagen, süß schüttelt A. das Haupt, im Sinne von »was ist das für eine Eselei, mein Kleiner«. Mein Kleiner, weil es scheint, ich bin auch hier ein Kind. Oder hier eher schon ein Halbwüchsiger. Smiley. Oder Smajli.

Geh ins Kloster, Ophelia. Doch wo, in aller verfickten Welt, gäbe es hier ein Kloster? In Parma, Scheißi, die Kartause. Wie würde, sagen wir einmal, Stendhal über dieses Heft, nein, dieses Heft schreiben? Wie eine Liebesgeschichte, natürlich. Wobei mir einfällt, laut den Shakespeareologen bedeutet das Wort Kloster auch Bordell. Aber dann waren sie doch eher für Kloster. Ádám Nádasdy würde sagen, es gibt eine Interimslösung, denn der Satz bedeute, heirate nicht, und das war damals auf die erwähnten zweierlei Arten möglich. Nur ein Wort, und nichts anderes, sagt der Schlager. Ganz im Gegenteil, ein Wort und alles. Alles andere.

Beginne ich zu schreiben, lodert das Verlangen in der Welt auf. Höre nicht auf, mein Liehie-behe-eher. Das klingt wunderbar, es schnürt einem die Kehle zu. – Aber was, aber was?

Eine junge Frau, vermutlich eine Frau, von rechts herein: Ich habe so eine Sturm-und-Drang-Kehle. In den verschiedenen Kulturen, Weltkultur her, Globalisation hin, vergeht die Zeit anders. Die Sätze sagen etwas anderes aus. Jedenfalls legt das Publikum mit Szenenapplaus los. Allerdings schweigen manche gestreng und rühren verstohlen an ihre Kehle. Es stünde ihnen gut an, per Kehle zu denken, doch ist das nicht sehr wahrscheinlich. Sie würden sich eher empören. Ich höre damit jetzt auf, weil dieser Text nur schwankend vorantaumelt. Und hauptsächlich: wohin? Die Frage ist ohnehin, was nach dem Satz auf der Bühne geschieht. Bleibt jemand dort, und wenn keiner, ob das auch ein Geschehen sei. (Ja.)

Da war noch so etwas, als habe Sokrates Bertrand Russell zurechtgestutzt, der seine Kompatrioten im Ersten Weltkrieg zur Dienstverweigerung angestiftet hat (er wurde zu Gefängnis verurteilt). Weil er Athen liebte und es für seine Pflicht hielt, an Athens Kriegsunternehmungen teilzunehmen. (Indes dachte er sehr kritisch [?] über die Anwendung von Gewalt.) Von den heutigen Aktualitäten aus gesehen, erscheint das recht interessant.

Ich dachte zum Beispiel daran, dass heute der Staat schlecht funktioniert, weil an seiner statt die Regierung oder die Partei Fidesz funktionieren; nicht die Institutionen, sondern die auf Personen zugeschnittenen Lösungen. Doch ist das deshalb nicht *ganz* wahr und geschieht damit gerade das, dass die Regierung die nichtssagende Diktion der Fidesz übernimmt. Das möchte ich nicht weiter auflösen (es langweilt mich und ich bin wütend und machtlos), jedenfalls muss man die Steuer auch dann zahlen, wenn – wenn sie für Stacheldrahtverhaue verwendet wird, und hier folgt ein sehr hässliches Wort, im Imperativ.

Brodkey: Nach Naumann wäre ich ein *monstre sacré*, doch bin ich nicht so berühmt. Ich weiß, dass mein Wille furchtbar, fürchterlich ist – doch ist der eigene Wille eines jeden Menschen so. Sperrt man sie ein, werden sie zu Ungeheuern. Die Menschen werden befreit, und ihr Leben wird monströs. Desaströs. (Wie hört sich das auf Ungarisch an? Prinzipiell furchtbar, da steckt aber nicht genug Furchteinflößendes drin. Ungeheuer, ungeheuerlich. Letzteres wäre fast schon gut. Gespenstisch, geisterhaft. Also das alles, zusammen. Als Gegenteil zu jener geläufigen frommen Lüge, die menschliche Natur sei unschuldig und ehrsam. Brodkey behauptet weiter, dass die Romane irgendwie zu Phantasiegebilden werden, gleich Raumschiffen, die diese Welt verlassen. Das Reale, das Wirkliche, die Wirklichkeit wurde verboten.)

Ich pflücke die einzelnen Haare von mir, wie ein unschuldiges Mädchen auf der Wiese (Mädchen auf der Heide, oder wie das war).

Ich könnte mit dem armen Brodkey schneller vorankommen. Der erlösende Tod könnte schon bei ihm sein. Jetzt bringe ich ihm den Tod mit dem Lesen. Er bekommt dieses Geschenk von jedem seiner Leser. Dass er sich darüber nicht mehr freuen kann, vermehrt nur den Wert des Geschenks. Was sich dabei auf mich beziehen lässt – höchstens so viel jetzt (!), dass auch ich ein Schriftsteller bin, oder was.

Über meine Zunge lief eine Welle des Kitzelns. Na sowas! Ich erinnere mich nicht, dass im vergangenen Zweidritteljahrhundert so etwas geschehen wäre. Eine unwesentliche Sache, doch ist einzeln betrachtet vielleicht alles unwesentlich. Dass es ohne Kontext da steht? Wir bewegen uns immerzu im Kreis.

Brodkey beschreibt eine Stadt oder eine Straße (eine Wasserstraße, einen Kanal), und ich stelle fest: Ich bin ein schlechterer Beobachter als er. Sie rudern gerade an jungen Faschisten (der Ausdruck stammt vom Bootsführer seines Bootes) vorbei, er charakterisiert sie, wie sie aussehen (nicht trainiert wirkend, aber stark, das heißt unförmig) und wer sie sind. Keine klassischen Neofaschisten, sie leugnen die Mussolini-Connection, wobei die Mussolini-Enkelin bei ihnen ihr Unwesen treibt. Das sei aber nicht ihr Terrain, die Gegend der Kanäle, sondern die Fußballstadien, dort brüllen sie ihre antisemitischen Parolen, dies und das. Das Volk wolle die Gewalt, schließt Brodkey.

Nur nichts mit Schriftstellern anfangen, sagte mir das Mutzilein. Worauf es sich bezogen hat, ist uninteressant, ich habe offensichtlich etwas überkompliziert – im besten Fall. Dann schon lieber einen richtigen Arbeiter. Gas-Wasser-Installateur. Ich schwieg. Einen Hochöfner. Gibt es noch Hochöfen? Dann einen Bergmann. Die sind dreckig. Was soll das, vielleicht mag ich den Dreck, den konkreten Dreck eines konkreten Bergmanns. Jetzt fällt mir ein, welchen Grund sie für ihr Statement gehabt hat. Mein Tschü, dass ich mich damit verabschiede, und wie grauenvoll das ist. Und wenn sie mir das abgewöhnen könne, habe sie nicht vergeblich gelebt. Daraufhin folgte meine Komplikation, dass dieses Tschü nicht mehr jenes Tschü sei, das sei bereits ein ausgehöhltes Tschü, gleichsam das Gegenteil seines Selbst, besser noch, seine Parodie, in Hinweis darauf, dass es einmal so ein Tschü gegeben hat. Das sei eigentlich gemeint gewesen. Eher ein Holzfäller. Der schwitzt aber. Und der kann nur sagen: Baum fällt, Baum fällt. Und dann stellt sich nach Jahren heraus, dass er insgeheim nicht nur ein Tagebuch geführt, sondern sogar Novellen geschrieben hat. Und dann wirst du es sein, die ihm Tschü sagt und abhaut. So hätten wir dann ein Leben gelöst. Aber es sind noch genug übrig geblieben, sagt sie und lacht drohend.

Wie kommt ein Haar in meinen Mund? Beschissene Haarstruktur, beschissene!

Brodkey sagt, während er frei nach Raddatz die deutsche Energie mit der italienischen und amerikanischen Vitalität vergleicht, dass er niemals voll Energie oder Tatkraft gewesen sei; stark schon, jedoch nie abenteuerlustig. Auf einem Stuhl auf einer Terrasse zu sitzen, das sei seine Abenteuerlust. – Ich verstehe, wovon er spricht.

Grimm: (zu Haar; aber Har!) »HAR, *adv. für* her, *wird unter letzterer form mitbehandelt. hier darf aber schon erwähnt werden, wie* har *in der sprache der fuhrleute interjectionell geworden ist, als zuruf an die pferde links zu gehen, sie sollen die richtung her nach dem sattelpferde zu nehmen:* sackerloth, was das herumgeht, rechts und links, har und hot, mit dem liebeswagen.« – Dies alles daher, weil ich meine Haare am Morgen nicht durchgekämmt habe, jetzt »meiner Boa die Federn ausgehen«, und ich sie von mir pflücke, aber ich sammle sie nicht, sondern verstreue sie unverantwortlicherweise auf dem Fußboden. Auch in die Luft streue ich sie und sage: Fliege, Vogel, fliege. Aus dem Blickwinkel der Putzfrauen sieht das alles ganz anders aus. Dabei hätten sie sich in der Onkologie schon an unvermittelt auftauchende Haarbüschel gewöhnen können.

Zwar sagt Brodkey über die Beobachtung, der Kranke sei unfähig dazu, weil die Krankheit den jeweils anderen Menschen auf eine besonders verengte (verängstigte – unübersetzbares Wortspiel; wenn das Spiel ein Antonym hätte – hat es eines? –, schriebe ich: Wort~) Weise wahrnehmen ließe, als lebhaft, aktiv und unvernünftig. Hier kommt noch eine interessante Bemerkung über die Beobachtung: ein reales Gesicht kühl zu beschreiben sei eine außerordentliche Zudringlichkeit, eine Grenzverletzung, alles, was er an diesem Gesicht sehe, Tod oder Triumph, Hass und Enttäuschung, Wahnsinn und die Flucht davor, Neugier, heimliche, einsame Liebe, Verlangen, Ungestüm und Witz, oder aber Blindheit. Darum wendet er sich eher wahrheitsgetreu und klarsichtig den vorgestellten, imaginären Gesichtern zu (er widmet sich ihnen). Oder den Gesichtern der Toten. Und dass er sich im Klaren darüber sei, der Erzähler seines Romans müsse im gewissen Sinne erst für sich selbst gestorben sein, bevor er sich spielerisch (lucide), grausam (oder fromm?, einfältig?) selbst beschreiben könne. Das wollte ich nicht so lang ausführen, es sollte keine Rezension sein, doch habe ich nicht das Herz (die Bauchspeicheldrüse) gehabt, es auszulassen.

Gelegentlich habe ich sie gefickt, meistens einzeln, schreibt er über die beiden bei ihm wohnenden jungen Männer. Kann man das auf Ungarisch in einem *ruhigen* Text hinschreiben? Aber nicht so wie jetzt, sondern *richtig*. Wir versuchen es, versuchen es. Noch etwas: dass dieses ganze Sexzeug eher eine Art von Korruption war, eine Schutzzahlung, weil er dadurch Schutz für die Arbeit erhalten hat, mit der er die Vergangenheit und das Leben anderer zu durchschauen versuchte.

Wenn ich den oder die Menschen anschaue, die ich meistens sehe, spiegelt ihr Blick meistens nur Mitgefühl und Warten, alles andere ist maskiert, daher weiß ich nicht, wie viel Anstrengung es sie kostet. Es gibt natürlich alles, Zärtlichkeit und Amüsement. Und zuweilen Überraschungen. Das schreibe ich autobiographisch auf Brodkeys Spuren. Aber sie zum Weinen bringen, mit Zweifelhaftigkeiten für die Zukunft, ob, gesetzt den Fall, ein Windfang vor den, gesetzt den Fall, Dillbaum zu setzen wäre, dass sie das nicht mit mir besprechen möge, sie solle selbst entscheiden, lies: wo werde ich dann schon sein, wenn der Dillbaum Früchte trägt und eines Windfanges bedarf, also so etwas gibt es nicht. Oder ich sehe nicht, dass sie weinen. Und ich bin es auch nicht gewohnt, die Karte »wenn ich einmal nicht bin« zu ziehen. So eine Karte gibt es gar nicht in mir.

Ficken zu schreiben ist eine geringere Herausforderung als Furzen zu schreiben. Oder, ich weiß es nicht. Jedenfalls montiere ich mich vom Tropf ab und gehe das Fenster öffnen. Kleiner Scherz: Warum man nach dem Ficken das Fenster öffnen muss, ist mir ein Rätsel. Oder ist das alles nur billige Ferkelei? Nein, fachliche Probleme maskiert als Ferkelei. Warum verteidige ich mich schon wieder? Selbst wenn es etwas gäbe, wofür, selbst dann gäbe es nichts.

Das ist gut! Brodkey schreibt, der Tod sei ein Langweiler, aber auch das Leben sei nicht besonders interessant, er habe sich vom Tod mehr erwartet, doch der existiere bloß, er sei einfach nur da, und Brodkey denke zwar nicht, unfair behandelt worden zu sein, jedoch denke er viel über Selbstmord nach, weil es so langweilig sei, krank zu sein. So, und da muss ich laut lachen, hat doch Updike so schön über mich geschrieben! – ungefähr so, als säße man in einem Updike-Roman fest. Wie ist er doch fein, ja beispielhaft böse!

Der Tod eines Autors (!): Mein Bleistift steckt in meinem Rückgrat. – Wie viel schöner, tiefer, nein, gar nicht, voller klingt das jetzt als vor vierzig Jahren. Auch damals konnte ich das schreiben, es war in meinem Bleistift, der damals noch nicht da war. Nur Füllfedern. Und bis zum Hals in Tinte. Von der Feder zum Bleistift, die Zeichnung eines Lebens. Blödsinn.

Deine Haut ist seidig, sagt Marcell, und er streichelt leicht mein Schienbein. War das schon immer so? Ich weiß es nicht. Gesagt hat es mir niemand.

Brodkey aber sagt, er wolle keinerlei Gesten der menschlichen Solidarität. Er fühle sich ohnehin sehr menschlich, unsäglich menschlich, was so viel heißt wie nur menschlich, und das Bedürfnis, sich das noch einmal von den anderen beteuern zu lassen, verspüre er nicht. Und dass er das Schweigen Gottes auch dann als sehr schön empfinden könne, wenn dieses Schweigen ihm gelte. Dass er gern allein sei, allein mit den Wänden. – Ich bin gern allein.

Gut ein Jahr Pause im Buch. Was war wohl in dieser Zeit geschehen? Ich habe noch zehn Seiten, um es zu erfahren. Oder um etwas anderes zu erfahren. Oder nichts, was anders wäre, und somit etwas ist.

Er zählt die Medikamente auf, die er morgens einnimmt. Ich stelle fest, fast schon jauchzend, doch auf jeden Fall freudig und ganz gewiss grinsend, dass ich dieselben habe. Allerdings nicht jeden Morgen. Das ist ein großer Unterschied. Ich schaue wieder im Klappentext nach, kein halbes Jahr mehr bis zu seinem Tod. So ist es natürlich leicht. Na, wir werden sehen.

Einmal will ich nichts, dann wieder alles. Ich wurde besucht, habe meiner Bauchspeicheldrüse den Sonntagsstaat angelegt.

Heute finde ich nichts, aber auch nichts in meinem Leben, worauf ich stolz sein könnte – Liebe oder Mut oder großzügige Taten. Oder meine Texte. Mein Leben besteht großteils aus Irrtümern. Aus Irrtümern und Geschwafel. Dass ich gelebt habe, scheint mir ein Haufen Geschwafel zu sein. Alles, was je in Wörter gefasst wurde, stirbt nacheinander ab. – Zwar ein Zitat, aber …

Armer Kundera. Es geht um die unerträgliche Leichtigkeit des Nichtseins. Touché.

Ich habe das Buch ausgelesen. Das Buch ist zu Ende, der Autor ist zu Ende. Oder umgekehrt? Vorbei das letzte Wort. Ich will später die Synonyme im Wörterbuch nachschlagen. Ja, und weiter oben könnte noch statt Geschwafel Geschwätz stehen, mein Leben ist ein Haufen Geschwätz, und das noch: Torheit, Irrtümer und Torheit, daraus bestand mein Leben. Quatsch. Damit kann ich mich ins Wörterbuch zurückziehen. Ein Krankenhaus ist arm an Wörterbüchern. Oder es ist voller Wörterbücher, nur werden sie vor den Patienten versteckt. Undsoweiter.

Das lasse ich einmal so stehen: Es gibt noch ein Kapitel. Ich lief die erhabenen Endrunden total unnötigerweise. Sehen wir mal, was da noch ist und wie ich daraus hervorgehe. Ansonsten ist es *ganz* egal, wie ich daraus hervorgehe.

Zum Ausruhen: Wie kommt ein Schamhaar auf mein Handy? Ich weiß es nicht, nein, nein, nein.

Es ist, als hätte mir mein inneres Fräulein den Bleistift in die Hand gegeben. So nahe bin ich noch niemandem gewesen.

Doch sollte das eher von der Geometrie und nicht vom Herzen her durchdacht werden, respektive von der Bauchspeicheldrüse her. Das werde nicht ich sein.

Er schreibt sehr originell von der Agonie, von den letzten Tagen. Doch interessiert mich das jetzt nicht, nachher, später einmal, dann – will ich es mir wieder vornehmen. Wenn es mir einfällt. Das Buch endet mit einem Lachen, dem Lachen der Nervosität und der Verwunderung. Dieses zusätzliche Kapitel ist, als wolle Brodkey nicht sterben. Er will und will nicht. Doch langsam weiß man wirklich nicht, wer das ist, der wollte (und nicht wollte). Als Kind hatte er alle gefragt, aber wirklich alle, seine Mitschüler, die Lehrer, die Frauen im Speisesaal, die Eltern anderer Kinder, wie lange willst du leben? Er fragt es, die Frage lautete insgeheim: Was macht dir Freude? Erfreust du dich am Leben? Würdest du unter allen Umständen danach streben, am Leben zu bleiben?

Bis zum Ende des Jahrhunderts, antwortete er, wenn er selbst gefragt wurde. Also das, schreibt er, werde ihm nicht gelingen.

Zum Abschied, gleichsam als Kranz der Anerkennung, ziehe ich ein einzelnes Haar zwischen dem letzten und nachletzten Blatt heraus. Vorletzten.

Freitag, 4. September 2015

120/78, viertel 8. Die Tür springt auf (die Schwester). Heute gab es keinen ersten Satz, mit dem ich erwacht wäre (um 6). Doch (!) der zweite lautete, mir tut der Kopf weh. Und dann, dass ich mir die Spinnweben vom Gesicht wischen musste. Und noch etwas, das habe ich aber vergessen. Dabei war es etwas Gutes, etwas sog. Gutes. Vielleicht nehme ich ein Advil ein. Jetzt habe ich mich gekämmt, sehr viel. Industriemengen. Wie auch immer, das zu sehen ist nicht gut. Die Kopfhaut auch nicht. Kleine Flecke, auch nicht. Als Gáspár mich jetzt zum ersten Mal erblickte, flüsterte er seinem Vater zu, er habe bisher Großpapas Kopf und Ohren gar nicht gesehen. Doch brachte er das mit Freude vor, mit der Heiterkeit der Entdeckung. Ja, bisher hat die Haarstruktur das alles verdeckt. Ich habe mein treues Advil nicht mitgebracht.

Ich erwarte meine Visitation. Ich liege, spüre, dass ich wieder meine Leidensmiene trage. Die Visite dauerte ungefähr drei Sekunden, wie üblich. Das Gesicht des Oberarztes war schön heiter. Ich bekam (weil ich darum gebeten hatte!, endlich habe ich um etwas gebeten) eine Tablette Algopyrin gegen den Kopfschmerz. Die ist so groß? Die war immer schon so groß.

Dann also die Medikamente, Frühstück. Alles Aufgaben. Nichts geht, nichts geschieht von allein. Selbst die Zeit muss getrieben werden.

Jener ärztliche Satz, das werde nicht vergehen, wurde doch noch wichtig, obwohl ich wusste, dass es so ist. Ich habe trotzdem gewartet, auf dies und das, auf die CT, auf neue Perioden. Ich muss aber nicht warten. Es ist so. Jetzt und immerdar. Darin geschieht alles, und es hängt gewaltig von mir ab, was geschieht. Hier werden andere Entscheidungen getroffen. Arbeit, Fahrten, öffentliche Auftritte. Das wird sich schon ergeben. Plötzlich eine kleine Aufregung, wie beim Beginnen eines Textes. Der Autor als Text. Verzeihung, das Leben des Autors. Ich habe es verwechselt.

Flüstern von innen: Dein Schwanz hat einen unheilvollen Schatten geworfen. (Knopf, Mantel.) Wenn ich sage, schöne Träume, hörst du dann, dass ich auch darunter nur verstehe, dass ich dich mit allem liebe, was ich habe, und mich dir gern anschmiegen möchte? Und da ist noch diese kleine Angst, die auch noch? (Knopf, Mantel, oder soll er hier nur so herumhängen.) Ist das die Feldmaus, die so große Backentaschen hat? Hoffentlich. Jetzt würde ich den Strang nicht verfolgen, dass sie sich angeblich von Eicheln ernährt. Sie erschnuppert sie, rennt hin, und hammhammhamm. Dann haut sie sich aufs Ohr und verdaut. – Überall unheilvolle Schatten, befürchte ich. Geben Sie mir ein Heilsversprechen, süße Kleine.

Malacka hat mich besucht. Wie ein Sturmwind, der Küsse verteilt. Sie trägt ein grandioses, buntes Etwas, irrsinnig teuer, sagt sie. Mich zu kleiden lohnt sich. Auskleiden auch. Das kaufe ich, sage ich. Nimm es, nimm es, ruft sie, dann breitet sie die Schwingen aus und fliegt durch das Fenster davon. Das ich zum Glück gestern Abend noch geöffnet hatte.

Mit ihrem Kind unter dem Herzen. Trage ich dann jetzt mein Buch unter der Bauchspeicheldrüse? Meine Bücher. Ja, auch das werden wir sehen. Jetzt sehe ich, ohne darüber nachgedacht zu haben, wie viel ich von der Zukunft spreche. Das will ich als gutes Zeichen werten.

Ich schlage die Hände vor das Gesicht. Meine Knochen sind ertastbar. Ein gutes Gefühl, als wäre ich stark, und ein wenig jung auch. Ich bin schwach und alt, das macht nichts. Das meine ich aber nicht ernst. Mal bin ich schwach, mal nicht. Formell bin ich wirklich alt, doch bin ich mir in dieser Sache irgendwie nicht nachgefolgt. Also, es ist ziemlich verworren. Ich habe kein Altersbewusstsein. Und auch kein Feeling. Manchmal tut mir der Rücken weh und ich habe meinen Großvater in der Verbannung gesehen, so lebe ich schon seit ziemlich langer Zeit. Ich lebe auf dieser Erde. Das ist alles.

Scheiße, bislang war nichts, und jetzt, wo das Tröpfeln bald ein Ende hat, kam doch so etwas wie Übelkeit auf. Dabei habe ich gerade vorhin so lustig ins Telefon gesprochen, wie gern ich am Abend mit ein wenig Presswurst sündigen möchte.

Sonntag, 6. September 2015

Der gestrige Tag ist ausgeblieben. Vom Heft aus betrachtet, ansonsten war er da, er geschah, und brachte massenweise Freud und Leid und Geschnetzeltes mit Knoblauch.

Am Freitag, zu Hause angekommen, hat sich mein Geschmackssinn tatsächlich ausgerenkt, aber nicht vollständig und nicht für lange, somit habe ich, als er sich ein wenig verbesserte, doch noch mit der Presswurst gesündigt. Mit dem Taxifahrer hatte ich ein Déjà-vu, er schimpfte fast schreiend auf die Regierung, wiederholte, ich krieg das nicht auf die Reihe, das, mein Herr, krieg ich nicht auf die Reihe. Ich konnte nicht ausschließen, dass er ein Ultrarechter, ein Jobbik-Anhänger war, doch wollte ich das gar nicht erfahren. Er war Soldat in Israel, ich weiß, was ein Kriegsgebiet ist. Ich werde später zurückblättern, ob ich ihn schon hatte. Ob er mir schon am Haken hing. Ich langweilte mich durch das ganze Ungarn-Rumänien-Spiel und schaute mir im Fernsehen an, was in der Stadt geschehen war. In meiner Stadt. Was passiert mit diesen Possessivpronomina …

Der Samstag verging ohne Arbeit. Ich versuchte, früher aufzustehen, doch schlief ich bis nach 10 Uhr. Aber es war gut! Dann verging die Zeit einfach. Mails, Nachrichten geschaut. Dass sie zumindest das Wort »christlich« nicht benutzten … Das könnte uns höchstens bei Zivilisten einfallen. Die Abtei Pannonhalma hat Menschen aufgenommen. Sonst hört man schreckliche Erklärungen von Bischöfen. Zsozsó hat mit den Ihren Kleidung und Obst und Mineralwasser hinausgebracht.

Sie waren aufgewühlt. Der Staat, oder eher die Regierung klopft sich auf die eigene Schulter – aber das Ganze ist so erbärmlich. Erbärmliches Verhalten beinahe überall, unabhängig von Alter, Geschlecht, Religion und Staat. Kleine Unterschiede, die riesig sind. Zum Beispiel die Österreicher. Die sind nicht »besser« als wir, aber trotzdem ... Aber trotzdem!

Immer wieder überfällt mich brutale Schläfrigkeit. Heute Morgen sah ich im Spiegel nur meinen neuen, »jungen« Körper. Ich lachte in den Spiegel, wie einer, der seinen Tag frisch und jugendlich, voller Tatendrang auf den Weg bringt. In meinen Zwanzigern war ich so, los, an die Arbeit. Das los, an die Arbeit blieb bis zuletzt erhalten, doch damals, so ist es genauer, gehörte noch die Bewegung dazu. Eine leichte, kräftige, schwungvolle Bewegung. Die Fahrten hin und her kosteten (damals noch) sozusagen nichts, zum Training, die Kinder bringen und holen. Allerdings kam der nicht zu hinterfragende Arbeitsegoismus dazu. Deswegen hatte ich nie Gewissensbisse. Ich sah die Arbeit immer als etwas Höheres an, nicht als Spielwiese meines Egoismus oder meiner Eitelkeit oder meines Ehrgeizes. Das ist bis zum heutigen Tag so. Und manchmal fällt mir ein, das könnte ich vielleicht auch auf andere Weise betrachten, aber dann – im Wesentlichen zucke ich die Schultern und vergrabe mich in meinen Fleiß. Wie kommt das Grab hier ins Spiel? Arbeiten ist in erster Linie allerdings schwer, aber dann eher ... eher was? Ist es lustig und nicht traurig? Vielleicht ist es komplizierter als das. Jedenfalls kann ich die Arbeit nicht mit Begräbnis und Friedhof zusammenbringen. Ein gewisses Jubeln bleibt immer neben der bleiernen Arbeit. Neben der Furcht, der Angst. Neben der Kleinmütigkeit und der berechtigten Selbstkritik.

Dienstag, 8. September 2015

Als ich am Morgen die Treppe hinuntergegangen war und Lili bei irgendetwas helfen wollte und sie mich anfuhr: Nein, da war ich den Tränen nahe. Das kann ich nicht als gutes Zeichen ansehen. Mag sein, es ist gar kein Zeichen, aber auch dann nicht. Plötzlich ist jeder in meinem Umfeld schwach. Schwäche ist zum Hauptbegriff geworden. Und niemand akzeptiert etwas, genauer, mich. Eigentlich eine bis ins Mark fidele Situation, bis ins Mark.

Und am Morgen habe ich vergessen, zur Hyperthermie-Behandlung zu gehen. Wieder so, als schlügen die Wellen über meinem Kopf zusammen, Menschen, Papiere, zweitrangige Aufgaben. Und, fick dich, schreiben müsste ich auch. Das Brumseln eines bedrückten Menschen. Das entstand, glaube ich, aus der eigenmächtigen Zusammenziehung von Brummen und Winseln. Ich habe es gemacht.

Wieder ist ein Tag ausgeblieben.

Mittwoch, 9. September 2015

Das Anziehen beginnt damit, dass ich die Haare von meiner Kleidung zupfe. Ich versuche es neutral, herzlos, fast gelingt mir das. Der Kragen ist ihr liebstes Versteck. Man könnte eine populärwissenschaftliche Arbeit über die Natur der Haare schreiben. Sie können fliegen, ihre nächsten Verwandten sind die Vögel. Zuweilen die Vogelnester. Das wäre ein spannender Lesestoff. Doch kann man das nicht im Voraus wissen. Leser sind unberechenbar. Doch gerade auf die berechenbaren Leser kann die Buchindustrie bauen. Dann macht das Buch den Leser. Oder erfindet ihn. Erfindet ihn und erschafft ihn.

Herumsuchen, Durcheinander, das erfüllte den Tag bis jetzt. Das ist gar kein Erfüllen, damit leerte sich der Tag. Kaum Nebenwirkungen bis gar keine, ich habe auch gut gegessen, ein Gulasch aus Schweinsfüßen von György. Ob das erlaubt war? Geschmeckt hat es jedenfalls herrlich.

Vieles ist ausgeblieben, dem hier kann ich irgendwie auch nicht folgen. Beinahe nichts. Ich versuche, mir selbst zu folgen. In letzter Zeit habe ich nicht besonders viele Erfolgserlebnisse. Oder bin ich nur verwöhnt?

Dienstagnachmittag, aber das war doch gestern (niedergeschrieben erschien es mir so weit entfernt), habe ich die Hyperthermie-Behandlung nachgeholt. Alles hat bestens funktioniert, ohne Nebenwirkungen. (Mein Gott, wie langweilig das alles sein kann! Ich finde es auch langweilig, doch nehme ich die Langeweile an, ich betrachte sie nicht als Fehler, im Besonderen nicht als korrigierbaren Fehler. *Das ist so*, würde ich sagen, wenn ich etwas sagen würde, aber ich kritzle hier wortlos.) Hingegen gibt es dieses schöne, scharfe Herbstlicht. Als wäre das Licht kecker, zumindest die Lichtflecke. Sie treten beinahe unverhofft auf und erobern einen belaubten Ast. Nein, sie legen sich darauf. Sie fläzen sich nicht, aber trotzdem, als faulenzten sie.

Das geht jetzt mühsamst voran, ich würde es nicht Arbeit nennen.

Donnerstag, 10. September 2015

Ich schreibe liegend, unter Wärmestrahlen. Ein Geschmiere, und es gelingt mir kaum daran zu denken, dass das im Druck nicht sichtbar sein wird, wobei ich bei diesen Notizen nicht auf das mögliche Publikum schiele.

Der gestrige Tag war erschreckend leer. Ich stolperte zwischen meinen Pflichten herum und brachte keine von ihnen fertig. Schließlich gab ich es auf. Wie einsam muss doch meine arme Kleine in mir sein. (Meine immer Größere?) Umarmen, umfassen, streicheln, wiegen. Es kann sein, dass eine Bauchspeicheldrüse gar nicht gestreichelt werden kann. Das müsste man sich besser vor Augen führen, vielleicht ist sie schrundig oder hat Hügel und Täler. Oder ist einfach nur rau. Etwas Raues ist nicht streichelbar, darin sind die politische Rechte und Linke einer Meinung.

Die Hitzestrahlen, glaube ich, zerstören alles, auch mich, mein Inneres. Wir zerstören einander.

Das morgendliche Haarerlebnis ist, wie ich es drehen und wenden mag, immer deprimierend. Ich bleibe dann aber nicht deprimiert. Meistens.

Die Schule der Bücher, das ist jetzt von Ihnen erschienen, damit überfällt mich die Frau vom letzten Mal. Ich habe schon darauf gewartet, mit Ihnen über Literatur sprechen zu können. Nur langsam fand ich heraus, dass sie an *Die Flucht der Jahre* dachte. Sie sieht schlechter aus als das letzte Mal. Wie trocken sind doch meine Lippen, ich lecke sie mir wie in einem Pornofilm.

Ein Pfeifen, ich bin abgelaufen. Währenddessen bin ich eingeschlafen. Träume, die keine Druckerschwärze vertragen.

Freitag, 11. September 2015

Heute lernte ich von Lili, *Hornröschen* sei in ihrem Kummer eingeschlafen. Es gibt bessere Sätze für einen Tagesbeginn (was wirklich wahr ist, sage ich mit Gewissensbissen dazu, wie immer, wenn ich die Wirklichkeit heranrufe, um einen Satz zu bekräftigen, ja, zu autorisieren): Ich habe meine Enkelin bestohlen, damit begann ich den Tag. Ich achtete darauf, dass niemand mich sah, als ich mir mit der kühlen Ruhe eines lichtscheuen Konterrevolutionärs mit dem Popo-Öl (Emmas) die trockene Haut, hauptsächlich die Gliedmaßen, bestrich. Hornröschen, das habe ich gelernt.

Ich möchte mich nicht in Kindermund-Geschichten ergehen, das heißt aber schon etwas, wie Lili auf der Treppe stehen bleibt, ihr Blick sich in der Ferne verliert (so schön langgezogen können Schauspieler in Tschechow-Stücken schauen – selbst noch in neueren Inszenierungen), und sie versonnen spricht: Wo sind die Mütter? Sie wickelt, antwortete ich fühllos aus einer anderen Welt.

Samstag, 12. September 2015

Mein Wiener Bruder verabschiedet sich nach dem schmackhaften und mit Hingabe verspeisten Mittagessen (Paprikahuhn, Bohnengemüse, Nockerln mit gebratenen Zwiebeln) bewegt, seine Augen glänzen, ja, das sind Tränen, ich sehe sie, kühl, aber doch goutiere ich sie, er küsst mich ein bisschen unerwartet auf die Stirn und zeichnet, wie Großmütter, ein Kreuz an die Stelle des Kusses. Als hätte er das auch zum letzten Mal getan.

Ich schreibe die Göteborger Rede, darum vernachlässige ich das hier. Prinzipiell ist das die richtige Richtung. Aber ich will es nicht allzu sehr zulassen. Ich schütze auch dieses Heft schon.

Sonntag, 13. September 2015

Eine Übung zur Lächerlichkeit: Wenn ich im Halbschlaf in den morgendlichen Spiegel blicke und die Muskeln leicht anspanne (zumindest fühle ich es so), sehe ich die David-Statue, zufrieden und ohne überrascht zu sein. Wenn aber der Tüllschleier der Schläfrigkeit dahinschwindet, sehe ich nur noch einen Kopf, ein verstrubbeltes Dings, als sehe mich der verrückte Professor aus dem Film »Zurück in die Zukunft« an. Ich sollte die beiden miteinander bekannt machen, sprecht euch aus, Jungs, was meint ihr, wie steht es um mich.

Abend. Morgen Thermo. Tausend Bedrückungen. Göteborg habe ich fertiggeschrieben. Ildikó Márky findet sie in Ordnung. Genauer, sie gefällt ihr sehr. Das entwirre ich nicht (sie lacht).

Die Kinder sind zum Mittagessen gekommen. Marcell hat sogar Fotos gemacht. Jetzt ist es aber recht spät geworden, ich muss schlafen gehen. Ich gehe immer zu spät schlafen.

Montag, 14. September 2015

Das Taxi zur morgendlichen Hyperthermie-Behandlung verspätet sich. Ich nutze diese Zeit. Ich habe vier Stunden geschlafen, das ist zu wenig für einen in Entwicklung befindlichen Organismus, der ich bin, zu wenig. Und doch nutze ich sie nicht, weil ich immerzu lausche, ob das Taxi schon kommt. Allzu vielerlei, dem ich nachkommen muss. Und ich schaffe es folglich nicht. Eigentlich behandle ich dieses ganze Zeug richtig. Man könnte sagen, Gott hat mich für den Bauchspeicheldrüsenkrebs geschaffen. Darin bin ich, meine ich, einer der Besten in diesem aus vielerlei Wunden blutenden Vaterland.

Dienstag, 15. September 2015

Mich wundert, dass es mir nicht früher eingefallen ist. Ja, das Übliche. Die Legitimation der Kunst? Sollte ich nicht in Sachen Flüchtlinge über ihre Causa nachdenken, sprechen, tätig werden? Ist es nicht selbstsüchtig, die allergenaueste Formulierung dafür zu finden, ob mir übel ist oder was die Schwester gesagt hat? Die Frage stelle ich aber nicht aufrichtig. In dieser Sache habe ich keine Gewissensbisse, hatte ich auch nie. Wobei es mich stört, nicht klarzusehen. Ich überblicke das ganze Problem nicht.

Morgen wieder Chemie, dementsprechend ängstlich, gereizt, bedrückt. Zudem sollte ich den »Höschen«-Artikel schreiben. Das gleicht auch dem Obigen: Andere sorgen sich um das Schicksal des Ungarntums, befassen sich mit dem Fabelvogel Turul, weiß gar nicht, was sie machen, sie turulieren, und ich grüble über Höschen nach. Und das ist zu allem Überfluss nicht genug, weil ich mich für einen guten Patrioten halte. Und auch das ist noch nicht genug, weil ich jene Besorgten zumeist für Operettenpatrioten halte.

Das ist der schlimmste Ertrag der gegenwärtigen Lage, dass sie die Spaltung des Landes noch eindeutiger macht.

Mittwoch, 16. September 2015

Statt Staatssorgen drückt kleines privates Ungemach meine brave ungarische Schulter. Beginn wie üblich, ich trage meine Flüssigkeiten (Blut, Harn) in das andere Gebäude hinüber, lasse mich registrieren und zurück. Dazwischen setzte ich mich auf eine Bank, ein schöner, sonniger Morgen, eigentlich, um später einzutreffen. Ich saß auf der Bank, als würde die Zeit nicht vergehen. Sonnte mich kurz mit geschlossenen Augen. Ich wusste nicht, wo ich war, und das war ein angenehmes Gefühl.

Auf dem Rückweg: das Ehepaar Cserhalmi. Sie sind so, geschlagen, auch schön. Sie will nicht essen, flüstert mir Cserhalmi zu. (Ich wollte eigentlich Gyuri, die Koseform schreiben, er lächelt mich an, weniger als ein Lächeln, bloß finde ich keinen Ausdruck dafür, als … als wären wir Freunde? Mehr – und auch weniger. Schicksalsgenossen? Persönlicher als das. Eine gute Nähe.) Wir wollten am Morgen gar nicht herkommen. Ich habe gegessen, wie ein Fußballer, sagte ich, wie zum Trost. Kann ich helfen?, fragt er. Weil ich wieder nicht weiß, was ich eigentlich tun soll, dabei ist es immer dasselbe, sagte ich: Danke, nein.

Ich quartierte mich im Zimmer ein, langsames, tattriges Auspacken. Wie ein alter, kranker Mann. Mist. Ich schlief ein. Jetzt ist es 11 Uhr. Wir warten auf das Blutbild, und dann kommt die Frau Doktor oder ich gehe hin. Ich aß ein mitgebrachtes Sandwich, das tat mir gut. Jetzt ist nichts, nur das Warten.

131/74/62 – platzt herein, misst, geht, ist nett.

Schon wieder konnte ich das Mittagessen nicht aufessen. Im Gegenteil, als ich ein Stückchen vom Huhn abgeschnitten hatte, würgte es mich, ich musste es ausspucken. Jetzt noch zittert mir die Hand davon. Warum? Zu Hause war nichts Derartiges. Krankenhauseffekt? Die Ärztin war noch nicht da. Kommt mir vor, als würde ich schwänzen, ein gutes Gefühl. Aber jetzt ist nur dieses Zittern da. Und es ist drei viertel 2. Plötzlich hat es meinen Magen gehoben. Zum Kuckuck, beziehungsweise zum Teufel, aber am ehesten zur Fotze!

Halb 4, jetzt kommt die Frau Doktor. Wieder die Schnelle. Ich sprach zu ihr, die Tonlage, wie ein Kind. Ich erwähnte den Brechreiz. Haben Sie etwas dagegen verlangt? Nein, weil … Das müssen Sie, die sind dafür da. Doch jetzt ist der Reiz schon vorbei. Dann brauchen Sie nichts. Und ein Wirbelwind trug sie davon.

Wasserwerfer, Tränengas in der südlichen Grenzregion (Röszke, Horgos). Ich sammle keine Attribute, aber es gibt welche. Zielgerichtete Kommentare aus dem 1. Ungarischen Fernsehkanal. Auch das ist ein sprachlicher Krieg: Es heißt nicht Flüchtlinge, es heißt Migranten. Der Flüchtling benimmt sich nicht so, der Flüchtling hält sich an die Gesetze. Aber die Bilder werden dann von den Fernsehgesellschaften der wohlbekannten Ihrwisstschonwen derart manipuliert, dass … In diesem Kontext könnte ich das Wort christlich nicht unterbringen. (Doch zum Teufel mit der Bedenklichkeit, wenn du, nennen wir das jetzt so, zielgerichtet bist, dann schmeißt du es einfach dorthin, wohin du willst. Christlich? Nur ein Wort. Gras, Baum, Blume, Montaningenieur. Ich verwende sie, wozu ich will. Nur schneide ich dazu eine fromme Fratze. Oder weißt du was? Nicht einmal das.)

Der Sommer ist da, die Liebe auch: Ich sabbere wieder. Der Hund, der ich bin. Ein Gefühl. Kein Schmerz, der aus meiner Magengrube bis zur Kehle reicht. Ich stand auf, um den Fernseher umzuschalten. Unverhofft traf mich ein starker, heißer Stich, als wollten meine Augen aus ihren Höhlen springen. Rotz. Rotz und Ungarn. Rotz und Europa. Hier: Rotz und Rotz.

Wasser lassen, ich habe es ausgesprochen, habe ich das je im Leben niedergeschrieben? Beim Wasserlassen blitzt ein starker, beißender Schmerz auf. Ich schreie kurz auf.

Und jetzt kam der Schüttelfrost. Eine leichte Übelkeit blieb zurück. Wie wird das aussehen? Eine Hand halten, eine Stirn sehen, an der der kalte Schweiß ausbricht? Die Schweißtropfen schießen geradezu hervor. Dafür funktioniert das Fernsehgerät. Ob ein Barcelona-Spiel Heilkräfte besitzt? Fußballspiel im

Halbschlaf. Mitternacht, versuche einzuschlafen. An der Grenze zur Übelkeit. Ich verabschiede mich vom Fräulein, wie auch von mir.

Donnerstag, 17. September 2015

Heute wachte ich im Morgengrauen auf, stellen Sie sich vor, Fräulein, davon, dass etwas meinen Brustkorb zusammenpresste, auch die Kehle, so dass ich kaum Luft bekam, Luft zum Schluchzen. Im Wesentlichen handelte es sich um einen einzigen Satz. Ein Ein-Satz-Gefühl. Ich fühlte, dass mein Leben ein Fehler ist. Ein Fehler.

Soll ich essen, soll ich nicht, kann ich, kann ich nicht – wenn mich jetzt jemand aus dem Himmel anschaute, wäre er nicht stolz auf sein Geschöpf. Doch könnte ich das auch anders sagen. Es ist halb 9, morgens wurde schon mein Blutdruck gemessen, ungefähr 130/7/62, doch erinnere ich mich nicht genau. Frau Doktor hat hereingeguckt, das war's. Das Frühstück wurde gebracht, missbilligend vermerkt, dass ich das Abendessen draußen gelassen hätte, somit sei der Käse hin. Ich habe gefehlt (!), sagte ich. Aber dann müssen Sie das Frühstück essen. Ich habe es nicht versprochen. Jetzt scheiße ich damit herum, mit der Possibilität des Frühstückens. Von draußen höre ich brutales Husten. Statt Nachtigallengesang vielleicht? Die Visite findet um 9 statt. Ich dachte, um 8, und dass sie ausgeblieben sei. Ciao, mein treues Tagebuch, ich versuche mich am Frühstück.

Zwei Bissen, nein keine richtigen, nur kleine, etwas Kipfelähnliches mit einer Art Aufschnitt, aber sehr lustlos. Dann lieber Obst. Ich würde es keine triumphale Aktion nennen. Vgl. Brillat-Savarins Gabelfrühstück.

Visite, ich weiß nicht, unter der Leitung welcher Ärztin. Ob ich die Zuckerdiät einhalte. Ja, sagte ich, mit einer »Nein, ich weiß gar nicht, was das ist«-Miene. Worauf sie einen weisen Spruch zur Disziplin loslässt. Ich bin sowas von diszipliniert, dass ich sogar Habtacht liege, antworte ich der Wahrheit gemäß. Sie lachen kurz auf. Na dann gratuliere ich Ihnen, sagt die Chefin im Abgehen. Nun habe ich niemanden mehr zum Ripostieren, ich liege allein im Bett. Was wäre denn die Diät? Was müsste ich ... zählen? Ja wirklich, Kalorientabelle und so etwas. Also das nicht, das zähle ich sicher nicht.

Eine gottvolle Geschwulst – das bedeutet nach dem ungarischen Wortgebrauch bloß groß. Wenn aber der Wortgebrauch ich bin, kann man wieder über dies und das sinnieren, über die Welt, über das Endliche und Unendliche, über die Vorsehung und sonst etwas. Hauptsächlich über sonst etwas. Peu à peu herumfuhrwerken (lesen, Notizen machen), aber ich geh lieber in die Heia.

Ich wachte auf. Hinter Gott, ja, in seiner unmittelbaren Nähe: Ein Haar, das elektrostatisch am Bildschirm des Fernsehers hing. Nicht Jahr um Jahr, sondern Haar um Haar (ver-)geht mein Leben.

Ich träume etwas Konstruktives. Mutter, die Träume lügen nicht. Hier weiß ich noch nicht, dass das von Petőfi ist (ich stehe vor der Nachprüfung), doch bei »Leichentuch« schwant es mir schon. Um von »glorreich« gar nicht zu reden. So bin ich aber wieder aufgewacht. Ich beginne die Schlafkur von vorne. 11 vorbei.

Hätte ich ein Smartphone, könnte ich das Petőfi-Gedicht lesen. Das wäre jetzt das Schönste auf der Welt. Kann es sein, dass zu jedem Schriftsteller jemand gehört, in dessen Leben so ein Augenblick existiert? Wie der kleine Moritz sich das so vorstellt.

Auftritt Malacka. Hinreißend. Mich jedenfalls reißt sie hin. Sie brachte Bananen und den Ruf der Wildnis oder was. Was eigentlich macht der? Ich habe es vergessen. Doch offenbar heilt er.

Marcell hat das im Internet gesehen: Wir schießen mit Wasserwerfern hinüber nach Serbien und regen uns noch auf, weil das Gras des Nachbarn grüner ist. Oder habe ich das auch schon geschrieben? So eine Pointe ist, wenn sie auch gut ist, zu wenig. Als wäre alles zu wenig. Ist wohl das Leben in allen Ländern zurzeit unangenehm? Es hängt davon ab, für wen. Für mich. Wäre dann auf der Erde zu leben unangenehm? Ein Mensch zu sein. Wir sind Schritt für Schritt (angesichts meines Infusionsapparates von Tropfen zu Tropfen) verblödet? Wir könnten das Unangenehm noch mit schlecht und schandhaft probieren. Synonymwörterbuch.

Schon wieder Essenszeit. Wer hätte gedacht, dass das einmal der elendste Augenblick des Tages sein würde? Was essen können, wollen, wagen. Glauben. Ob der Glaube immer hilft? Und überhaupt: Soll er helfen? Ich sehe lieber den »Forstarzt«. Der Film ist voller Kranker, Krankenhäuser, die reinste Erholung. Die Laborergebnisse, solche Sachen werden gesagt. Super. Und schon wieder sitze ich am Bettrand. Wir wissen, was das bedeutet. Dass alles Scheiße ist. Elend. Elendiglich. Synonymwörterbuch. Mir ist kalt. Warum? Ich müsste helfen und kann nicht.

Ich liege und schaue zur Zimmerdecke (ohne sie zu sehen), trage meine Leidensmiene mit den Mundwinkeln nach unten. Und versuche darauf zu kommen, was alles ich vergessen habe, vergesse und vergessen werde. Wir werden Lenin nunmehr nie vergessen können, er hat sich in die Sprache hineingefressen. Was für eine Karriere!

Ein übel gelaunter Abend, und da war ich noch fein. Ich glaube, ich bin fortgesetzt fein. Gern würde ich das missdeuten, in schmackhaft. Als wäre alles verdorben.

Freitag, 18. September 2015

Ein wanzenähnliches Wesen turnt oben bei der Neonröhre herum. Ich bekomme die Wärme hier unten, die möchte sie sich offensichtlich dort, aus der Nähe holen. Jetzt ist sie weitergeflogen. Dann war es vielleicht gar keine Wanze. Jetzt käme mir der Lernstoff aus dem Gymnasium gut zustatten! Es ist gar nicht klein, so etwa von 1-Forint-Größe. Forintmünzen gibt es gar nicht mehr. Oder ich habe sie zumindest schon lange nicht mehr gesehen.

Ich bin noch nicht an die Maschine angeschlossen worden. Das ist, als wäre ich frei. Ich habe Verschiedenes geträumt, aber alles vergessen. Dabei hat es auch einen Satz gegeben, für das Heft. Als gäbe es ein Gegenheft, wie es auch eine Gegenkulturgeschichte geben könnte, in welchem das Vergessene aufgezeichnet werde. Ich behaupte nicht, dass es das Interessantere wäre, doch auch nicht das Gegenteil.

Mir wurde überraschend der Zuckerwert gemessen. 4,7, interessant, der lag sonst immer höher. »Es gibt Besseres.« – »Schlechteres aber auch.« Liebe Schwester, wenn das auch anders verwendet wird. Ich wurde wieder angeschlossen, na, das dauert noch einige Stunden, sagte man mir. Jetzt ist es viertel 9. Und die Visite ist schon vorbei, mit der gewohnten Wortkargheit. Alles in Ordnung? Ja. Können wir sagen, zügig …? Ich hätte antworten müssen, ach, das ist ein gutes Wort, ich merke es mir, und dann noch bedeutungsvoll anfügen, ja, zügig, zügig, doch nickte ich nur, Gott sei Dank, und hielt meinen Streitmund. Ich hätte Lipidil verlangen müssen. Zum Kuckuck nochmal. Jetzt folgt also die Frühstückstortur.

Es nimmt mich mit. Dass es gerade das Essen sein muss! Eine klare Niederlage. Als gäbe es auch noch eine nachträgliche Übelkeit. Ich bin müde. Was muss ich denn jetzt tun?

Was auch immer, ich habe den Vormittag im Wesentlichen schlafend zugebracht. Es tat mir sehr wohl, als wäre das Übel aus mir gewichen. Das Mittagessen habe ich verweigert, jetzt muss ich mich mit dem Obst doch noch abmühen. Ich träumte, Bauchspeichelchen sei aus mir herausgekrochen, es käme vom Gang herein, hat das Bein in Gips und das tut ihm so weh, dass es sich auf die Schwelle setzen muss. Dort sitzt es, mit einem Schmerz im Gesicht, dass man es kaum wiedererkennt. Das ist mein Schmerz, ich spüre es bloß nicht. Ich möchte sprechen können wie zu einer Frau: Mein Kleines, Sie halten meinen kleinen Körper, mein kleines Herz, ich spüre die Wärme Ihrer Hand, so sehr … so sehr … Nur das hilft.

Als hülfe nichts. Und schon wieder habe ich das Essen auf dem Hals. Wenn ich daran denke, geht es mir um einen Grad schlechter. Ich spüre wieder, dass ich einen Bauch, eine Kehle habe. Mein schönes, altes, verfressenes Leben, wo bist du, was machst du?

Als ob, wie viel als ob, als strampelte ich allein, ein Frosch, in den Milchtopf gefallen. Und gefleht. Die unendliche Verliebtheit eines einzigen Satzes, solche Sätze müsste man schreiben können. Wie kommt das hierher? Es ist da.

Samstag, 19. September 2015

Was soll ich denn schreiben? Es ist gleich 1 Uhr, ich irre hier herum. Ein leicht metallischer Geschmack im Mund. Ich schlief gut, aber so, als kämpfte ich mit etwas, ich weiß nicht, was. Am Morgen war ich bei 77,5 kg. Das sind wieder 2–2,5 kg weniger als vor dem Krankenhaus. Ich irre auch bei meinen Vorhaben herum. Und ich müsste schon zu Mittag essen, und schlafen wäre auch schön. Mein Leben ist chaotisch. Zum Beispiel finde ich meine Uhr nicht.

Sonntag, 20. September 2015

Wir könnten mit der Beschreibung der zugleich bleichen und scharfen Lichter im Garten beginnen. Doch fehlt mir die Fähigkeit dazu, und überhaupt, wozu. Abgesehen davon, dass das im Moment das stärkste – das stärkste was ist? Als Erlebnis würde ich es nicht bezeichnen. Das sehe ich also am ehesten. Wieder das unglaublich ärgerliche Herumeiern um das sonntägliche Mittagessen, wer dann tatsächlich kommt und wer nicht. Das mag ich gar nicht ausführen, so kleingeistig ist es (mich selbst ausgiebig eingeschlossen). Der gesamte gestrige Tag ist verflogen. Ich habe nichts gemacht. Das aber hat mich bedrückt. Heute war ich wieder nur bei 77,5 kg, dabei habe ich mich gestern angestrengt (zwei Knödel, gefülltes Kraut). Micus war wieder vor den anderen gekommen, er ist so feinsinnig und gescheit. Zuweilen ist er sogar klug, wenn auch manchmal klügelnd, das geht aber damit zusammen. Es interessiert ihn so schön radikal, was eigentlich los ist. Was ist wahr, was nicht, was wollen wir wirklich, was nicht. Was würde für mich (!) die Ausgeglichenheit bedeuten.

Schließlich unterhielt ich mich eine Viertelstunde mit Pepi. Aber worüber? Schwer, das zusammenzufassen. Er ist so liebenswert. Und dazu klug. Scharfsinnig. Aufrecht. Integer. Na, genug, so vollkommen kann niemand sein. Doch tut es mir gut, über ihn (was auch stimmt) Gutes zu sagen. Ich muss wieder essen, Mittag ist vorbei, aber jetzt bin ich eher abwartend als bedrückt. Es gibt kleine Krebse und Ente. – Neugierig, das ist das richtige Wort, ich bin neugierig, ob ich den heutigen Tag auch nur so verrinnen lasse wie den gestrigen. Gestern habe ich nichts gemacht. Ich bin in den Spalt zwischen den Erledigungen gefallen und torkelte dort herum. Schon wieder 1 Uhr, also gibt es Chancen für Obiges. Schließlich sind nur die beiden Söhne gekommen. Gut, dass sie da sind.

Gestern oder vorgestern habe ich zu später Stunde eine Schokokugel mit Kokos entdeckt. Ich widerstand nicht. Versuchte es auf die Enkel zu schieben. Ein böser Großvater ist immerhin spannender als ein gewöhnlicher.

Ich machte mit Micu einen Spaziergang, kurz (als ich Marci davon erzählte, fragte er, mit welchem Maß dieser zu messen sei, ob ein Angström bereits Langstrecke bedeute?, solche Sachen sagt er, süß), aber gut. Mach das Gute gut (darin besteht das große Geheimnis). Er spricht und fragt klug. Er kann ernsthaft fragen. Und seine Sehnsüchte sind so schön. Ich kann aus allen lernen. Ich wünsche ihm sehr, ein gutes Leben zu haben, das eigene Gleichgewicht zu finden. Auch das wäre gut, dass ich, wenn ich helfen könnte, hülfe. Ich bemühe mich.

Heute Nachmittag habe ich nicht geschlafen, aber in puncto Sonnengebrauch stehe ich nicht viel besser da. Abgesehen von der lustvoll verspeisten, delikaten Entenkeule. Den Entenkeulen. Plus fade Krebse. Und leider haben wir darüber Worte verloren.

Unter dem Vorwand der Arbeit blättere ich in einem Kosztolányi-Band, »jetzt erzähle ich, wie ich verloren gegangen bin«, die Dokumente seiner Krankheit und seines Todes, Kalligram Verlag. Der Band ist auch dann faszinierend, wenn du heil und gesund bist, wie eine Eichel. Diese Eichel, diese Eichel, man müsste etwas über sie wissen. Wieder ein kurzes Déjà-vu, dass ich das schon einmal zurückgeblättert hätte, einerlei, ich lese nicht zurück. Möge der Fehler für die Authentizität stehen. Mit Absicht gilt es nicht!

Vor Jahren habe ich einen Tandori-Artikel aus einer Zeitung gerissen. Diese Dezsős! Ich bespreche den Artikel nicht, ich picke nur die Rosinen heraus. Dezső Tandori schreibt, beeinflusst von Dezső Kosztolányi: »Wenn du nichts denkst, wirst du auch nicht enttäuscht.« – »Wenn du (als alternder Mann) vergisst, was von deinen unerhörten Gedanken du aufschreiben wolltest, und dann wütend wirst, gibt es dagegen ein Rezept: Besser, du vergisst, dass du was auch immer aufschreiben wolltest.« Diese könnten gute Motti sein. Tandori schreibt weiter, sämtliche Gedanken, bildhafte Worte, Gedankenläufe usw. sind höchste Werte, unser unentbehrliches Brot. Und weiter: »Ohne Kosztolányi ist ein geistiges Leben nicht vorstellbar. Wenn auch noch so viele Geister im Lauf eines Dreivierteljahrhunderts gekommen sind. Sie sind aber auch gegangen. Kosztolányi aber ist geblieben.« Ich könnte den ganzen Artikel abschreiben. »Er war eine große Hand, da er eine gottgesegnete Hand war.«

Montag, 21. September 2015

Den ganzen Tag Erledigungen erledigt. Aber ich habe mir Medikamente für drei Monate besorgt, einer schwedischen Zeitung geantwortet, Gelder überwiesen und gut gegessen. Meine »alte« Ärztin, die ursprüngliche, die mit dem Syncumar, die ich immer als mir näherstehend empfand, hat mich seit Anfang Juni das erste Mal gesehen. Sie war nicht hingerissen. Was mich eigentlich überrascht hat. Sie hat aber die verschwundenen Kilos und Haare bemerkt. Man gewöhnt sich an sich selbst. Wie seinerzeit der Dramaturg im Theater: Je öfter ich das Stück sehe, umso mehr gefällt es mir. So geht es mir mit mir selbst.

Eine simple Sehnsucht überfällt mich manchmal, nur in meinem Zimmer zu sitzen und zu schreiben. Alberne, lustige Geschichtchen, die aber trotzdem etwas zeigen – nichts Wichtiges, sondern schön Unerzählbares. So irgendwie. Oder anderswie. Es wird sich ergeben (wenn).

Zum restlichen Faschierten hat sich ein wenig Szekler Kraut und sogar Wein gesellt. Alles hat geschmeckt, ohne Wenn und Aber. Ab ins Bett! Mitternacht ist vorbei, morgen früh Wärmestrahlen.

Mittwoch, 23. September 2015

Was aber ist mit gestern? Gestern habe ich gearbeitet, würde die Antwort des Husaren lauten. Da ist aber etwas weniger geschehen. Ich habe das Schweden-Interview korrigiert, ich würde sagen, verdammt gewissenhaft, geputzt und gestriegelt, dann hat sich herausgestellt, dass sie nur Teile davon verwenden, natürlich. Aber ich bin recht müde geworden.

Jetzt sitze ich bei der MR, eine Runde erledigt, gestochen bin ich auch worden, Kontrastmittel, was ihr wollt. Ich sitze, es herrscht reges Auf und Ab, gegenüber wird Blut abgenommen, weiter weg bestrahlt, Wasser getrunken. Wenn Sie Brechreiz haben, sagen Sie es. Meine Hand sei kalt, höre ich. Wissen Sie, was aber warm ist? Der Patient lacht, also weiß er es. Ich frage ihn. Die Liebe, selbstverständlich. Da schaue ich schnell meine Hand an. Wir lachen. Meine Hand ist warm genug. Jetzt fragt man mich um Erlaubnis, sich in einen Rollstuhl setzen zu dürfen, von dem man angenommen hat, er gehöre mir. Belieben Platz zu nehmen, mein Herr, antworte ich, wie ein verirrter Markgraf oder ein Kammerdiener. Eher Letzterer. Wie viel Schmerz, Hoffnung, Gramgeficktheit hier in diesem Vorzimmer! Ansonsten sitze ich in Unterhosen und einem Hausanzug oder was, in Hemd und Nachthemd hier. Das hätte Ferenc Molnár nicht passieren können. Kosztolányi aber schon! Somit wären wir in Ordnung. Hier ist alles in Ordnung, selbst ich. Das ist fast schon Selbstmitleid, welches es zu vermeiden gilt. Dabei bin ich gut darin. Ich bin, mit Verlaub, eine schwache Gegend für Selbstmitleid. Sie geifern so begründet gegen mein Ungarntum an. Hier würde ich aber ein »die Rindviecher« nicht auslassen wollen.

Aus welcher soll ich Blut abnehmen? Das ist die ständige Frage. Und darauf gibt es mannigfache Antworten. Objektive, persönliche, ungewisse, verzweifelte, hinnehmende. Ich höre auf, Notizen zu machen, alle machen große Augen.

Ich friere im Hemdchen. Die Zeit eilt dahin. Als hätte sie keinen Wert. Ich kenne, ja, ich kannte ihren Wert sehr wohl. Die Blutabnahme funktioniert meistens problemlos. Doch höre ich manchmal, Verzeihung, tut es sehr weh?, beißt es noch?, Kruzitürken. Hier saß ich schon, die nette Frau traf ich auch schon (im Heft zurückblättern!), doch erinnere ich mich kaum. Ich erinnere mich an ihr Gesicht, an ihre Figur, doch überraschte es mich, sie zu treffen. Sie erkannte mich. Und der Mann, der Publizistik studiert. Entschuldigen Sie, ich will nicht unhöflich sein, aber ich möchte nicht hinschauen, das sagt eine sehr-sehr magere Frau. Heruntergekommen. Ob das tatsächlich ein Wort ist? Eher zwei? Tod und Rechtschreibung, ein Essay. Zum Beispiel. Sie schauen wirklich. Ich würde nicht sagen, argwöhnisch, zwischen Verwunderung und Überraschung. Schreiben? Hier? Wozu? Was sonst könnte ich aber machen? Lebe ich so lange, solange ich schreibe? Na, das lieber in einer Operette. Der Sekretär des Grafen Boni, der insgeheim ein dilettierender Schriftsteller ist. Dieses Metier bewegt die Gemüter der Dilettanten. Dabei bin ich … wenn auch nicht gemütsbewegt, so doch voller Jubel, weil ich das machen kann, was Csokonai und Weöres und noch etliche getan haben.

Am Nachmittag wieder zu Hause – und nichts. Ich habe fast keine meiner Aufgaben erledigt, Rechnungen ausfüllen, Briefe, Bankpapiere sichten, und was sonst noch?, egal. Allerdings habe ich mächtig zu Abend gegessen. Ja, und zu Mittag auch. Kartoffeln mit Lorbeerblatt und gebackene Leber. Irgendwie vermute ich, dass die Leber nicht angebracht war, aber sie tat mir sehr wohl und fertig. Földényi hat das gespürt, er hat angerufen, ein gutes Gespräch, aber die Ernährung betreffend hat er strenge Fragen gestellt. Ich entwickelte die Wahrheit nicht zu ihrer vollen Blüte. Den Abend hätte ich in Gesellschaft verbringen können, doch ich ging nicht. Mehr Müdigkeit als Übelkeit.

Ich habe magnetisch gut resoniert.

Brief von Ágnes. Sie redet mir zu, ich solle in Göteborg zu meinem Land halten. Zu ihm halten? Natürlich, doch ich verstehe etwas anderes darunter. Irgendwie mag ich doch nicht unter Menschen gehen. Wenn, dann nur zu Bekannten. Aber dorthin auch beschwerlich. Ich bin schläfrig.

Donnerstag, 24. September 2015

11 Uhr, und (wieder) ist es dasselbe, dass ich dasitze, vor mich hin schaue, was muss ich eigentlich machen, während ich gestern damit zu Bett gegangen war, dass ich am Morgen diese Sachen (?) erledigen muss, weil ich sie ansonsten schon gestern hätte erledigen müssen. Rechnungen, dies und das.

Das Szüts-Projekt habe ich wieder losgelassen, fälschlicherweise. Den Kalligram-Text fertigmachen. Die dritte *Einfache Geschichte* – Das sind die belletristischen Aufgaben. Die Arbeitszeit ist zu wenig. Die Beschwerlichkeiten, die aufgezwungenen Wege, die Schwäche – das alles zusammen. Ich bin versunken in – in mir?, in die Geschehnisse?, in die Krankheit?, in das Herausrudern daraus?, in das Rudern selbst? Ich bin versunken im Versinken. – Wieder kam es zu einem zwanzigminütigen freundschaftlichen Gespräch, wie es mir gehe. Am Vormittag! In der Arbeitszeit! Aber das interessiert jetzt keinen. Dabei muss ich diese Natürlichkeit, meine seit Jahrzehnten geübte natürliche idiotische Diszipliniertheit wiederherstellen.

Zoltán Z. Varga: Die Konversationshefte und der autobiographische Raum, auf diesen Text wird in Verbindung mit Babits öfter im von mir erwähnten Kosztolányi-Band Bezug genommen. Das müsste ich anschauen. Was nämlich aus der Aufwertung des Lebens zu Ungunsten der Werke alles resultiert. Dass der Kunstfleiß nichts zählt und die Spontaneität und Formlosigkeit des Lebens mehr Wert haben. Die Ehrlichkeit, die handgreiflichen Wirklichkeitsbezüge, die Aufwertung der sog. außerliterarischen Tugenden. Das so gelesene persönliche Werk ist kein »gutes Werk«, aber auch nicht nur Kunst(schaffen). Solche Sachen. Auch ich beziehe mich von allem Anfang an auf die Wirklichkeit, doch nicht auf diese Art. Als wäre bei mir auch die Wirklichkeit eine Fiktion. Ich nenne einen Teil der Fiktion Wirklichkeit und mache ihn mit irreführenden Zeichen glaubhaft (zum Beispiel heißt der Protagonist PE, oder gar ich, aber er wohnt am Strandbad Rómaifürdő usw.). Doch lässt mich das Problem irgendwie kalt, schreibe Gedicht, wie kommt. Mir scheint, ich bin zugleich vernünftig und unvernünftig, gebildet und banausisch, Theoretiker und Praktiker, Erklärer und Erzähler, Verstehender und Fühlender. Doch rühme ich mich nicht weiter, sonst kommen wir vielleicht noch zum Pas de deux von Herz und Hirn.

Dass sich der Künstler in seinem Werk maskiert, aber in diesen Texten, insbesondere in den nicht zur Publikation bestimmten Texten ohne Maske, in seinem wirklichen Wesen zeige. Na, ich weiß nicht. Als gäbe es kein »wirkliches Wesen«. Höchstens die Wesen. Oh Jesus, kann es sein, dass ich die Frage stelle, ob der Mensch erkannt werden kann? Die Welt? Das übersteigt meine Fähigkeiten. Hätte ich dafür ein Leben (Fürleben könnte eine Gemeinde im Ötscherland sein, Fürsterben aber suchen wir vergeblich auf der Landkarte), würde ich nur Philosophen lesen, würde sie auch verstehen, doch käme ich niemals in Versuchung zu schreiben, meine Gedanken dazuzulegen (mein Leben, mein Sterben). Ich würde nur lesen. Und dabei ein wenig naschen. Ja, vielleicht wäre eine Köchin vonnöten. Und ein Zimmermädchen. Und ein Kammerdiener. Da waren wir doch schon einmal. Und wieder haben wir den unmittelbaren Beweis, dass der Bauchspeicheldrüsenkrebs das Gehirn angreift, vielleicht kann das gar nicht Angriff genannt werden, aber irgendwas schon. Und tatsächlich, auch ich selbst befinde mich zurzeit in irgendwas. Jetzt würde ich Rajkin, den bekannten Fernsehstar aus meiner Kindheit nicht zitieren, ich zitiere: Jirgendwas gibt es, aber ... ssss es jist njicht das Richtige.

Zurück zum Thema: Andererseits wird Bezug auf Blanchot genommen, der über das automatische Schreiben sagt, dies würde die Undurchsichtigkeit der Wörter aufheben, die Wörter seien genau das, was er im gegebenen Augenblick sei. Ich sehe ein, das ist komplizierter als meine Aufschneiderei von vorhin. Es wäre doch besser, klüger zu sein. Aber nur so nebenbei, gleichsam zum Spaß. Wo aber kämen wir hin, wenn wir alle unsere Fähigkeiten hochschraubten? Kaum etwas Erschreckenderes als ein vollkommener Mensch. Da fällt mir ein, wann wird der vollkommene Mensch zu Gott? Ja, das ist glatter Blödsinn. Die Wahrheit ist (!), dass ich gewisse Blödsinnigkeiten ziemlich mag. Toll, wie blöde das ist – das ist die wirkliche Aussage. Und wiederum: Ausschließlich blöde zu sein, das ist zu wenig. Schließlich ist alles zu wenig, doch das ist nicht so schlimm. Wenn jemand darüber die Nase rümpft, soll er bitte ein anderes Universum erschaffen.

»Das Buch wird immer von zweien geschaffen: vom Autor, der es geschrieben hat, und vom Leser, der es liest.« Dezső Kosztolányi.

Das hier ist, zurzeit, im besten Fall ein Manuskript, wenn nicht gerade eine Zettelsammlung, du kannst noch schlafen, Leser. – Ich bin schläfrig geworden, habe ich das deshalb geschrieben? Hat sich hier also die Wirklichkeit eingeschlichen? Schleiche, verdammt, wenn dich das glücklicher macht … Mich berührt das – meiner Meinung nach – nicht. Womit ich nicht sage, wie mir böse Gesinnte, so es sie gibt, einflüsterten, die Wirklichkeit sei ich. Der Staat bin auch nicht ich, und weder Rat noch Tat weiß ich grad. Ich bin tatsächlich schläfrig geworden.

Dies und das habe ich erledigt, doch kaum geistige Arbeit. Ich bin zu Marci hinübergegangen, das ist auch etwas. Krebssuppe. Er sagt, wie wild meine Stirnfransen doch sind. So etwas vermag nicht jeder Mittelstürmer zu sagen. Ich notierte es mir gleich.

Ich habe die heutige Hyperthermie-Behandlung (wieder einmal) vergessen. Ich darf sie morgen in aller Frühe nachholen. Göteborg wurde eröffnet, der Text wurde vorgelesen, das Interview gesendet. Gut, dass ich nicht dort bin.

Freitag, 25. September 2015

Es ist drei viertel 7 am Morgen, ich sitze auf dem Gang und warte auf die Hitze. Wie schlimm es war, aufzustehen! Vier Stunden Schlaf, zu wenig. Der Taxifahrer sprach von einem

Hund, eine kubanische Rasse mit »-havanese« (?) am Ende. Schrecklich, als wäre ich schon einmal mit dem hergekommen, hätte seine Geschichten gehört, dass sein Sohn in Wien in einem Hotel, beziehungsweise bei Wien an der Autobahn A1, und – da kam B. und schleppte mich zur Hyperthermie.

Jetzt zu Hause, nach einem bedeutenden Frühstück. Ich habe keine Lust, das zu schreiben.

Samstag, 26. September 2015

Besser, interessanter wäre ein Gehirntumor. Was ist los? Du bist wählerisch? Das habe ich jetzt auf einem verirrten Zettel gesehen. Irgendwie verirrt sich allzu viel.

Der ganze gestrige Tag verging mit müdem Herumlungern, indessen sich der Nachmittag wie eine Sprechstunde entwickelte, die Besucher kamen nacheinander. Ein süßer (für mich süßer) Schlummer. Am Morgen ein stechender Schmerz im Rücken, ein richtiger Schock, jetzt auch noch dies? Bald ist schon wieder Zeit zum Mittagessen. Dabei war mein Frühstück ein derart »ziviles«, als wäre nichts geschehen. Ja, ich bin im Geschehen. In diesem Augenblick hatte ich das unangenehme Gefühl, ich schriebe diese Zeilen als Alibi, mit einer leichten Übertreibung als Flucht, statt zu schreiben, was ich sollte. Aber auch das soll ich. Dann wollen wir als Übergang ein wenig zu Kosztolányi.

Es geht um den Text, der die Wahrheit trägt. Darum, dass ein Text verdichtet, gruppiert, ja, verdreht, und somit für das erwähnte Tragen ungeeignet gemacht wurde. Ein Text soll nie DIE Wahrheit tragen. Er trägt allerlei Dinge wie Teilwahrheiten, das eine oder andere Gesicht der Wahrheit, und Wahrheiten. Der Satz hätte so beginnen müssen: Die Wahrheit ist, dass ein Text niemals DIE Wahrheit tragen soll. (Nach einem pensionierten Dösen höre ich aus dem Fernsehgerät: Man muss leiden. Man muss leben. Man muss brennen. – Ja was denn noch alles?) Schleimhautkarzinom, das klingt noch eleganter als meiner. Kosztolányi ist zweifellos eleganter als ich. Ein eleganter Schriftsteller, das hört sich heutzutage nicht gut an. Was Eleganz bedeutet, das wollen wir jetzt nicht erörtern. Dabei – ach, egal. Es gibt auch eine leere Eleganz, eine Legierung von Mode, Manieren, Gebräuchen und Vorschriften. Wäre das dasselbe wie die leere Form? Kann die Form leer sein? Die Leere, die Form erhalten hat, ist schon etwas. Halt, Gedankenspiele.

Er wurde im Mai 1936 operiert, danach wurde sein Gesicht schief. Unvorstellbar, nach den bis dahin vergangenen Jahren. Es gibt keinen Kosztolányi mit einem schiefen Gesicht. Kleine Eitelkeit: Gibt es einen kahlen, ja, ich schreibe gar nicht her, wen. Zum Schluss wurde er zerschnitten, bestrahlt, Luftröhrenschnitt, Bluttransfusion – so arg, das zu lesen. Fistel und Larynxödem, schöne Wörter, sagt der idiotische – wer eigentlich?, der Schriftsteller, ja, der Schriftsteller sagt das. Wenn es schön ist, ist es schön. Wer war der schönste Schurke? Hitler ist nicht mein Fall, auch bei Rákosi schlägt mein Herz nicht höher, Stalin könnte einen gewissen Sexappeal haben, nicht zu reden von – aber das verrate ich nicht, aus kleinlicher politischer Voreingenommenheit. Wie meine Brüder sagen würden: Ich kännte ihn mägen.

Sonntag, 27. September 2015

Ein schnellerer Morgen als üblich. Gar kein Spiegelerlebnis am Morgen. Als könnte ich nicht auf mehrere Sachen zugleich achten. Was schreiben?, darauf achte ich, und inzwischen vergesse ich meine Aufgaben, Versprechungen, Veranstaltungen. Kleines Herumtapsen im Internet. Dippolds (er war schon einmal besser, richtiger, talentierter und redlicher) zähnefletschender Artikel in der »Magyar Hírlap«. Er hat richtig in die Scheiße gegriffen, als er geschrieben hat, ich hätte Kreide gefressen, um

Fieber zu bekommen, damit ich nicht nach Göteborg müsse. Da hat er richtig Pech gehabt. Was soll ich drum herum reden, ich kichere laut. Er hat außerdem noch geschrieben, alles dies täte ich an der Schwelle zum Weltruhm, auf Zehenspitzen. Na das wird es wohl sein, höre ich die Stimme meines Vaters. So viel an Seelengetue reicht für heute.

Irgendwie habe ich das Gefühl, Bauchspeichelchen sei traurig. Sie sind von tragischer Konstitution, woher ist das bloß? Bauchspeichelchen ist von tragischer Konstitution. Dabei hat es gestern Abend alles bekommen, was gut ist, Wein auch, ja, auch halb im Geheimen abgebrochene Süßigkeitsenden. Mein jüngerer Bruder ist so lieb, wie er mich bei solchen Gelegenheiten ernsthaft piesackt. Gestern wurde wieder davon gesprochen, ja, von allem, wie immer, von neuem. Knie dich nieder und liebe mich – zum Beispiel das. Dann wieder die Flüchtlingsfrage, genau so, wie das letzte Mal. Nach einer Zeit konnte ich mit nichts mehr argumentieren. Am interessantesten waren die unterdrückten Spannungen. Das ganze Land spricht aus einer angespannten Situation heraus. Europa. Als wäre jetzt (schon wieder wie viele als; und wie viele wieder!) die Ratio verdächtig. Ich dachte, wir, die Menschheit, hätten uns Europa und die griechische Tradition gerade hierfür gehalten. Doch davon besitze ich höchstens ein verschwommenes Bild. Ich arbeite aus dem Verschwommenen, I am afraid, wenn ich auch nicht Englisch kann.

Kosztolányi hat seine »Radiumerlebnisse« geschrieben, lese ich da. Ich suche sie heraus. Im Pál-Réz-Band blättere ich das Gedicht auf, das nach dem Bericht steht. Wer sonst könnte sich diesen Anfangsreim erlauben? So eine Frechheit. »Als ich aus dem Fenster blicke, / starrt mir ins Gesicht / ein schmächtig kleiner Wicht.« Wunderbar. Der Bericht erwähnt mit keinem

Wort, lässt nicht einmal ahnen, warum Kosztolányi dort ist. Als wäre er nur an einen interessanten Ort geraten, und dann berichtet er seinem geneigten Publikum halt darüber. Was für ein Schlusssatz! Leben, leben, aufblicken in die Sonne, oder verschwinden, sterben, sterben, was auf Schwedisch so weich klingt wie ein Wiegenlied, so süß, wie ein Kinderwort und nur so viel sagt: Dö.

Beim Schreiben dessen, jetzt, hat sich bei mir ein zu vermeidendes Gefühl eingeschlichen, dass ich etwas anderes machen (schreiben) müsste, aber was? Woanders würde ich das Bedrückung nennen. Bedrücktheit. Wo gäbe es Ruhe? Hat es die bisher gegeben? Ja. Eine Arbeitsruhe, wobei zu bemerken ist, dass die Arbeit nicht ruhig sein kann. Immer steckt in ihr etwas Unberechenbares, etwas Bedrohliches, Aufgeregtheit, alles, ich zähle das gar nicht auf. Doch ist das Gefühl sehr stark, dass ich tue, was ich tun muss. Dass ich dort am Schreibtisch an meinem Platz bin. Jetzt ist das verworrener. Doch denke ich, es wird eine Besserung kommen. Ich werde einen Platz haben. Einen Platz im Universum. Innerhalb dessen auf der Erde. Weiter führe ich es nicht aus. Geben Sie den Namen und die Adresse der Atome an, unter denen Sie meinen, an Ihrem Platz zu sein. Dass Sie sich wohlfühlen, ist zu wenig.

Schon wieder ein erschrockenes Zettelsuchen für die morgige CT. Zu Mittag habe ich ihn noch in der Hand gehabt. So etwas gibt es nur im Märchen, sagt man. Welches Märchen das wohl ist? – Ich habe ihn gefunden. Er war im oberen Stock. Weil meine Nachkommenschaft mich wegen meiner hemdartigen Bekleidungsstücke kritisierte, ging ich, mit dem Papier in der Hand, hinauf, um etwas weniger Beanstandbares anzuziehen. (Mein Rücken freute sich, doch vertiefen wir uns da nicht hinein. Sich in den Rücken vertiefen, einerlei. Leeren wir den bitteren Kelch, sich in den Rücken vertiefen ist berückend. Es gibt keinen Text, mit Ausnahme dieses hier, aus dem das Obige nicht gestrichen werden müsste. Vielleicht könnte er doch in einem Lehrbuch stehen, im Kapitel: »Was nicht?«.)

Laut »Budapesti Hírlap« war er am 3. November 1936 um 11 Uhr 6 Minuten gestorben. Das möchte ich aus irgendeinem Grund nicht vergessen. Ich will das in mein Notizbuch eintragen. Auch das wird mir helfen, sage ich halb im Ernst. Jetzt könnte ich auf die Schnelle gar nichts namhaft machen, was nicht helfen würde. Selbst noch der Hass, die Verachtung, die Herabwürdigung, worüber ich nach einer kurzen, sehr kurzen Suche im Internet Kunde erhalten kann. Ich besitze keine Theorie dazu, nur ein ruhiges, beruhigtes Gefühl, dass es so ist. Zwar könnte ich auch denken, mir käme nichts zu Hilfe, ja, zugleich aber auch, dass es gar nicht sein müsse, alles gehe von selbst gut vonstatten. Schon wieder bin ich mit der Schöpfung zufrieden. Den folgenden Satz ziehe ich gleich wieder zurück (das Übliche: aber, Frau Lehrerin, bitte, ich kann nichts dafür): Möge sich der Herr nur nicht zu viel zumuten.

Ich habe es hineingeschrieben, Namenstag haben Viktor und Hubert, das steht im Notizbuch.

Montag, 28. September 2015

Schon wieder Nachmittag. Am Morgen fand ich mein lichtdurchlässiges Haardings, meine Haarkrone, zum Verzweifeln, doch ich verzweifelte nicht. Schlimmer nur, dass ich einen detaillierten Traum darüber hatte, am Morgen etwas mit den Medikamenten tun zu müssen, und dann erinnerte ich mich sowas von nicht daran, was das sei. Daher kam es zu einem längeren Sitzen am Bettrand, was wirklich zum Verzweifeln ist. Bei der CT hat man mich geschreckt, mir würde früher oder später schlecht werden, bisher aber ist das noch nicht eingetreten. Ich wurde zweimal falsch gestochen, zugegeben, es ist nicht einfach. Als das Kontrastmittel durch mich hindurchrann, war es wie ein Feuerfluss. So etwas sieht man, wenn die Lava hervorquillt, allerdings ist das draußen, das hier aber drinnen. In meinem Drinnen.

Trotz alledem habe ich, hier angekommen, tüchtig zugelangt. Ich muss trinken, damit der Satan mich verlässt, dieses Mittel.

Dienstag, 29. September 2015

Furchtbares Erwachen am frühen Morgen, der Wecker. Das Aufstehen um 6 Uhr hat man nicht für mich erfunden. Ich sitze hier an der Sonne nach der Behandlung (heißa, hei – als sagte man es zu Pferden), ein feiner Herbsttag, ausgesprochen passend für Bauchspeichel-Leute. Ich blinzele, genieße die Sonne, sie wärmt mich. Ich warte auf das Taxi. Nicht auf Godot. Ich habe mich beeilt, herunterzukommen. Oben, im Behandlungsraum, gab es bekannte Gesichter, die bekannten fünfzig Minuten. Ich bin eigentlich der einzige Unbekannte. Die anderen kennen mich freilich. Sozusagen. Jetzt kommt Wind auf, die Blätter wirbeln im Kreis, als gäbe es einen Regisseur, als gäbe es eine Regie. Zum –

Mittwoch, 30. September 2015

Beim M kam das Taxi. Jetzt habe ich keine Zeit, ich arbeite. Auch gestern Nachmittag schon, fast drei Seiten, ich versuche, aus dem Kovalent-Märchen etwas Eigenständiges zu schreiben. Jetzt weg, ich darf nicht vergessen, mich hier an die tintenblauen Finger zu erinnern.

Getreu meiner jahrzehntealten Gewohnheit stehe ich auf, wenn ich einen wohl oder übel geratenen Satz niedergeschrieben habe, murmele das Geschriebene oder das zu Schreibende vor mich hin und weiß dabei nicht besonders Bescheid darum, was geschieht, obwohl meistens das geschieht, dass ich, in die Küche irrend, in irgendetwas hineinesse, in das man hineinessen kann. Jetzt attackierte ich das kalte Erbsengemüse und murmelte, ich könnte zwar ganz gut ohne Bauchspeichelchen sein, die Dame nimmt mir Zeit weg, ich muss mich mit Sachen beschäftigen, für die ich nichts übrighabe (wann welche Pille wohin rollen soll usw.), mit einem Wort, dass sie nimmt, aber auch gibt. Zeit nicht, Zeit gibt sie keine, im Gegenteil, sie erinnert mich an die Endlichkeit der Zeit (das, hörst du, wüsste ich auch ohne dich, deswegen müsstest du dich nicht so aufspielen inmitten meiner Gedärme), doch lerne ich durch sie die mir bislang unbekannten Räume der Welt kennen. Die Menschen, meinen Körper, die Tränen, die Ironie, das völlige Fehlen der Ironie, das Licht der Sonne, die Schnecken. Sag bloß etwas, was da nicht dabei ist! Wenn das nicht phantastisch ist, was dann, Mutzi?

Zu Mittag gibt es wieder Ente. Das tut mir sehr wohl. Und Kohlrübengemüse ohne Mehl, so ist es ziemlich bleich. Inzwischen kam ein Brief, etwas stimme nicht mit dem eingereichten molekularen Ansuchen. Gitti erledigt das, doch befürchte ich, mit viel zu vielen Emotionen. Manchmal höre ich mit. Eine schlimme Konstellation, um es fein zu sagen. Ich hätte so gern, man nähme mir dies und das von den Schultern. Irgendwie scheint der, der nimmt, auch zu geben. Interessant.

Ich stehle mich kurz von der Arbeit davon, hierher. Das heißt in die Küche. Auf Beutezug. Ich habe eine Semmel verknuspert. Vielleicht war es eine Medizinsemmel, dingsfrei und voller Bums, doch kann es auch sein, dass es eine hundsordinäre Semmel war. Ungesund bis ins Mark. Das kann ich mit Worten gar nicht ausdrücken, wie mich das kaltlässt. Auch heute hat jemand versprochen, für mich zu beten. Sie werden einander schon auslöschen, das Gebet und die Semmel, und ich werde leben, bis ich sterbe. Wenn ich aber einmal gestorben bin, dann isses aus mit dem Semmelgrübeln, dem Kalorienverarschen und dem Herumscheißen mit rotem Fleisch, dann lebe ich, wie ich will, frei, glücklich, und auch die Vorspeisen werden in Ordnung sein. Unter uns gesagt, ich habe auch jetzt keinen Grund zur Klage. Höchstens, ich weiß schon, der Neunzehner Bus könnte öfter fahren.

Und noch etwas: Herr, wie sieht es aus mit dem Kohlenhydratgehalt des himmlischen Mannas? Himmlisches Manna, himmlisches Manna, das könnte manna tagelang summen. Die Tage würden fliegen – endlich!

Ich schreibe den Kovalent-Text beflügelt ins andere Heft, ins »ordentliche« hinein, als es mich trifft wie ein Donnerschlag, ja, Donnerschlag, ob ich das heutige Evangelium eingenommen habe, nämlich den Blutverdünner. Worauf meine Feder unerwartet, ja, gleichsam undiszipliniert, den Text abbricht und wir lesen müssen: »Scheißverdammt! Hab' ich jetzt den Blutverdünner eingenommmen (jetzt sehe ich, ich habe eingenommmen geschrieben, war so auf das Einnehmen fixiert; das habe ich gleich korrigiert, keine Spur davon ist übrig geblieben, beziehungsweise im Heft schon, aber auch dort wird nichts bleiben, Kunstfleiß schachert nicht), oder hab' ich ihn nicht eingenommen? Träumen oder nicht träumen?« Dort Traum, hier Wirklichkeit? Scheißegal.

Donnerstag, 1. Oktober 2015

Strahlender Sonnenschein, es ist trotzdem 10 Uhr geworden, doch ich setzte mich richtig zu Tisch. Ich sitze. Auch um das zu schreiben, habe ich jetzt keine Zeit (!). Im gestrigen Flug ist mir allerdings beides zugleich gelungen. Die Göteborger

Rede ist im »ÉS« erschienen, und ein Text Grecsós, durch die ist jetzt meine großmächtige Krankheit offenkundig geworden. Jetzt kann ich mich also nach der allgemeinen Anteilnahme richten. Du musst gesund werden! Meine Lieben, seid beruhigt. Ich gehe ins Bergwerk. Seit Tagen habe ich, wegen der Arbeit, keine Bedrückung. Nur gestern Abend war sie wiedergekommen. Ich suchte ein Buch und fand es nicht. Das knallte mir das Chaos neuerlich ins Gesicht, das innere und das äußere Chaos. Gleich mehrere kleine Hefte liegen auf meinem Tisch. Geparde kontrollieren mich. Ob ich arbeite. Oder sie kontrollieren etwas anderes. Oder sie kontrollieren gar nicht, sie beobachten nur. Sie schauen. Noch ist nichts entschieden. Genug, auf zu Taten!

Und jetzt sitze ich schon wieder auf meinem gewohnten Korridor, wartend auf die Hitze. Godot habe ich gestrichen, weil immer er bei »warten auf« erscheint. Ich bin nicht viel weiter gekommen, kaum eine Seite. Vielleicht dann am Abend. Es gab gebackene Auberginen und Backhuhn zu Mittag, ich habe schamlos guten Appetit. Die tintenfleckigen Finger, die habe ich fast vergessen. Seit vierzig Jahren sind meine Finger tintenfleckig, wenn ich in einer gewissen Phase der Arbeit bin, in der sog. Füllfederphase. Sie werden immer blau, und es sind eher die Finger schuld als die Feder. Schuld sind sie gar nicht, denn blicke ich meine tintigen Finger an, weiß ich, dass ich arbeite, und das freut mich. Und jetzt sind sie seit einigen Tagen wieder blau. Am ersten Tag habe ich gar nicht gearbeitet, nur mit der Füllfeder und dem Tintenfass herumgespielt. Die Feder war eingetrocknet, dann suchte ich eine andere, doch fand ich, meiner neuen Gewohnheit entsprechend, keine. So habe ich noch keine Zeile geschrieben, das Heft habe ich zwar auf den Tisch gelegt, aber noch nicht einmal aufgeschlagen, und doch haben mich die schmutzigen Finger in gute Laune versetzt. Die Tinte hat mich berauscht, ich glaube kaum, dass viele den Arbeitsrausch schätzen würden.

Freitag, 2. Oktober 2015

Bevor ich auch nur etwas sagen könnte, fliegt mir ein Satz zum Fenster herein: Goethe hat so manchen Muff anprobiert. Na, jetzt einmal zu diesem Knopf einen Mantel! (Offenbar einen Pelzmantel.) Ich trüge ihn gern – und würde heimtückisch nur Gutes über Schiller sagen.

Gerade erst 10, das Dreieck: Frühstück-Medikamente-Wasistheutelos? hinter mich gebracht, ab ins Bergwerk. Der gestrige Tag war ohnehin arbeitsschwach. Der eine ist so, der andere anders. Darum ist es schön zu altern, um so weise Sachen sagen zu können. Ab.

Nur für noch einen Satz zurückgekommen: Meine Hände sind kalt, die (jetzt schon ertastbare) Kopfhaut ist warm, und bringe ich diese beiden zusammen, lege ich also die Handflächen auf den Schädel, dann ist das sowas von angenehm, wie ich es noch nie verspürt habe. Kleine Fische, wie es auf Deutsch heißt usw.

Samstag, 3. Oktober 2015

Wie spät mag es denn sein? Drei viertel 5. Der Tag tröpfelte bis jetzt dahin. Gestern und heute ist die Nachricht in die Welt hinausgegangen. Mails und heute Telefonanrufe. Gut, mir tut es aber leid um die Zeit. Und die tausenderlei Ratschläge. Als ich (endlich) in mein Zimmer kam und in den Spiegel schaute, sprach ich einen Satz laut aus, von dem ich mich mit aller Bestimmtheit distanziere: Es wäre gar nicht schlecht zu sterben. Ich müsste nicht so viel von Krebs zu Krebs herumwursteln, dazu noch die Gewerbesteuer. Und Faxe an das Krankenhaus. Und Briefe beantworten. Und und. Was für ein Blödsinn. Das eine oder andere Hassposting (wir haben wieder nicht dagegengehalten) würde es gern sehen, wenn ich krepierte. Und meine Mutter sei eine Judenhure. Aber ich verdiene es, weil ich es lese. Inzwischen aber auch so viele berührende Gesten. Jetzt auf, an die Arbeit.

Ich gähne anhaltend. Also bin ich doch durch irgendwas müde geworden. Durch die Arbeit müde zu werden ist gut, durch irgendwas müde zu werden ist schlecht, Versuchung, mich hinzulegen. Ich versuche, der Versuchung zu widerstehen. Stehe ich vom Tisch auf, dann sehe ich fern. Schwer, so ein Intellektueller zu sein.

Meine Finger sind tintig. Heute Vormittag sagte jemand, eine Frau, sie habe Füllfedern zum sterben gern (sie sagte es nicht so, jeder vermeidet das Verb »sterben«, aber auch noch das Substantiv, taktvoll, wie sie sind, sakra, sakra!). Das ist eine starke Verbindung zwischen uns, sagte ich, wie eine goldene Brücke von Seele zu Seele. So irgendwie, schmunzelte sie. Grinste sie, würde ich sagen/schreiben, wenn sie keine feine Dame, reich an Jahren, wäre. Was das auch immer bedeuten mag, aber es gibt nicht viele Damen unter fünfzig in diesem Land, sie ist die eine. Gibt es Damen unter fünfzig? Sie sind eine aussterbende Spezies.

Das wollte anfangs ein guter Tag werden, doch geworden ist es dann nur ein mittelprächtiger. Jetzt habe ich mich wieder an einem Stück Schokolade versündigt. Ich erzähle es niemandem. Weder will ich verdroschen werden, noch heische ich um Verzeihung. Bauchspeichelchen könnte eigentlich zufrieden sein, doch habe ich das vage Gefühl, es sei lustlos. Ich kann es nicht allen recht machen. Und ich weiß vergeblich, dass dies so sein muss, ich empfinde es als eine Art Niederlage. Es wurde Abend, der Tag ist zu Ende. Zwei Seiten sind doch fertig geworden. Mich juckt der Arm. Warum? Und womit muss ich ihn eincremen?

Sonntag, 4. Oktober 2015

Süßer Schlaf. Geschlafen wie ein Baby. Kindlich. Als wäre alles in Ordnung, oder sogar okeh. Vielleicht ist ohnehin alles dort, in der Ordnung. Morgendliche Gereiztheit, wer soll den Nachbarn bitten, irgendeine Genehmigung für das Krankenhaus einzuscannen. Ich habe dafür keine Zeit, ich arbeite, sage ich, spreche diesen mindestens vierzig Jahre alten Satz aus. An fünf Minuten ist noch niemand gestorben, auch das ist ein ziemlich alter Satz. Das »gestorben« hören wir nicht, beziehungsweise höre ich es schon, aber spiele es nicht aus. Stattdessen bin ich hierhergekommen, in mein Zimmer. Ich denke nicht an den Tag, an die Vorhaben, ich begebe mich ins ordentliche Heft.

Onkoidylle: Ich schlürfe meinen Lebertee mit mutigem Vertrauen und setze mich hinaus in die Sonne. Ich lasse sie mir auf den Bauch scheinen und halte das Gesicht mit geschlossenen Augen ins Licht. Für einen Augenblick kommt ein reger Wind auf, ich höre, wie die Herbstblätter auf dem Boden landen. Ich denke nicht an das Vergehen, ich denke an nichts. Das Sonnenlicht streichelt mich warm. Sähe mich jetzt jemand, würde er einen zufriedenen Menschen sehen. Mich sieht niemand, niemand.

Ich setzte mich wieder an die Sonne. Warum? Weil das gut ist. Zum Ausruhen, ein wenig aus Faulheit, aus Genusssucht. Nichts Übles ist zu sehen.

Mittagessen mit Micus. Er zeigt mir seine Hausarbeit für die Universität. Ein fiktives Tagebuch der Leni Riefenstahl. Schön frisch. Ich kaufe ein Kapitel, weil es so schön hierher passt.

»Zehnter Drehtag. Adolf erwähnte heute Gott. Jetzt kann ich alles neu schneiden, weil es doch einen Gott gibt! ... ER HAT EUCH GESCHAFFEN.« Und ich wundere mich noch, dass ich träume. Dass ich in einem Traum bin. Dass ich das träume. Genug.

Die Mühle ist egal. Der Müller ist egal. Nur das Mehl ist wichtig. – Das höre ich im Radio, es könnte mein Motto sein, mein Lebensmotto. Dann höre ich Gesang, die Csardasfürstin, Kamill Feleki, singt »Ganz ohne Weiber geht die Chose nicht«. Ich beackere den Kovalent, aber am liebsten würde ich schlafen, bin ermüdet.

Tod und Leben steht in der Zunge Gewalt; wer sie liebt, der wird von ihrer Frucht essen. (Sprüche 18,21)

Montag, 5. Oktober 2015

Ein phahan-tahas-tischer Morgen, bereits üblich zu nennen. Ich sitze, wenn ich nicht gerade hocke, hier auf dem Gang des Krankenhauses, warte auf die Hitze. Kinder, die Tapete ist an die Wand gebrannt, höre ich. Das muss etwas besonders Empörendes sein. Die Ärztin huscht vorüber, ich kann sie gerade noch erwischen, ich soll sie nach 10 aufsuchen. Sie telefoniert, als ich so halb und halb zu ihr trete, nimmt sie das Handy vom Ohr, bitte?, wir müssten reden?, wann?, zum Beispiel gleich jetzt, jetzt telefoniere ich. – Das sind unsere Dialoge. So verzage ich hier in diesem Gebäude doch noch. Die Meteorologen können auch nur aus dem Kaffeesatz weissagen, höre ich. Am Pult wird geplaudert, ziemlich gut gelaunt, Schwestern und Putzfrauen. Gut zu hören, ein sauberes Gezwitscher.

Bin aufgeheizt. Inzwischen hat der Regen aufgehört, er hat nämlich zuvor losgelegt, ich bin in den Garten herausgekommen, das ist gar kein Garten, dieser Raum zwischen den Gebäuden, mit grünen Einlagen, hier werde ich eine Stunde lang sitzen, um mit der Frau Doktor sprechen zu können. Meine Nase rinnt, das scheint nach der Hitze normal zu sein. Mein beigefarbenes Hemd passt mir, dank den abgeworfenen Kilos, ausgezeichnet. Die fünfzig Minuten habe ich fast ganz durchgeschlafen. Jetzt lese ich dann lieber ein bisschen. Die Leute kommen und gehen, der eine mit einer Tasche, der andere mit dem Rollkoffer, sie schleppen ihr verändertes Leben. Wie viele Kranke es gibt, hätte man gar nicht geglaubt. So viele geneigte Köpfe, zu Boden gerichtete Blicke, steinerne Mienen. Zielgerichtetes Marschieren und zögerliches Vorwärtstapsen. Es ist nicht kalt, jetzt weht auch kein Wind. Blasse, pensionierte Lichter. Jetzt sehe ich erst, es gibt auch dicke Krebskranke. Vielleicht nur ein Verwandter. Ein dicker Verwandter, das geht voll in Ordnung. Ein Dicker ist gesund, gut aufgelegt, lebensfroh. Freilich kann das auch bei Krebskranken akzeptiert werden. Um es so zu sagen, er ist okeh. Von Zeit zu Zeit tauchen in weißen Kitteln an Ärzte gemahnende Dinge auf. Irgendwie sehe ich an jedem von ihnen das Wissen, die Hingabe, die Vertrauenswürdigkeit. Wie ich seinerzeit auf dem Weg zu den Mathematik-Wettbewerben an beinahe allen Gleichaltrigen sah, dass sie sehr, sehr klug sind. An denen mit den stumpfen Mienen noch mehr. Ich bekam deswegen keine Minderwertigkeitsgefühle, ich hielt mich von vornherein für einen Außenseiter, der irgendwie von der Seite in das Heiligtum der Mathematik hineinlinst und, gemessen an seinem Geist und seiner Position, unerwartet recht viel sieht. Oder, ich weiß gar nicht, was und wie viel er sieht, aber er interessiert sich. Wer etwas richtig macht, sich richtig mit etwas beschäftigt, der interessiert sich nicht, der linst nicht hinein, der ist ganz und gar dort. Das ist sein Ein und Alles. Wie gern würde ich schlafen!

Ein Ehepaar verkracht sich gerade, der Mann schreit die Frau an und flüchtet sich fast im Lauf nach vorne, er ruft noch zurück, wenn ich es nicht finde, dann finde ich es nicht. Die Frau bleibt stehen und telefoniert mit ausdruckslosem Gesicht. Der Mann kommt zurück, geht zum Tor, vielleicht ist es dort. Die Frau geht schneller, der Mann schlendert. Er bemerkt, dass ich ihn ansehe, ich schaue schnell weg. In diesem Augenblick befinden sich in meinem Gesichtskreis nur Menschen, die telefonieren. Schöne neue Welt. Und wie viele kurze Haare, wie viele Perücken. Die restliche Sonne ist weg, mein Kopf friert. Angesichts der schlurfenden, hinkenden, ausgedörrten Körper will es scheinen, als wäre der Körper nicht gut erfunden. Als Konstruktion. Mit Verlaub, Herr, kann es sein, dass Räder statt der Füße besser gewesen wären? Wir sind wieder da, bei der Zufälligkeit. Die Schöpfung ist allzu dinghaft. Etwas wird fixiert. Vielleicht aber liegt ihre Großartigkeit gerade in diesem Dinghaften, im Sein, darin, dass sie existiert und nicht bloß eine ständig veränderbare Vorstellung ist. Dic Möglichkeit ist schöner als die Verwirklichung, aber auch schwereloser. Dabei geht es um nichts.

Ein Mensch von Autobusgestalt. Herr, wäre das nicht die Lösung? Und damit wäre auch die Sache mit der Buslinie 19 erledigt. Ja, ja, es muss nicht gleich gedonnert und geblitzt werden, ich wollte nur helfen.

Dienstag, 6. Oktober 2015

Auf einmal ist es Mittag. Oder eher auf zweimal. Ich schlief bis halb 10, danach Ersatzschlaf. Ersatzschläfchen, ein Wort aus meiner Kindheit, so lieb, so schmiegsam. Der Vormittag im Zeichen der Bedrückung. Einerseits die Reizbarkeit des Vortages im Krankenhaus, andererseits die Beschäftigung mit der Höhe meiner Pension, und dass ich eine Blutprobe beizubringen habe, damit man in Belgien feststellen könne, ob ich wasweißich. Manchmal sage ich, ich wisse nicht so richtig, worum es gehe, doch man glaubt mir das nicht so recht. Einerlei. Meiner Visage ist die schlechte Laune anzusehen, wie eine Maske, so ziehen sich die Mundwinkel immer nach unten. Jetzt merke ich, das passiert auch beim Schreiben, gerade eben. Also ordne ich meine Züge und gebe mir Mühe, Kovalent zu beenden. Weil ich ja gestern keine einzige Zeile. Ich habe meine Hoffnungen in den Nachmittag gesetzt. Auch die Mails überfluten mich, sie fegen mich hinweg. Überhaupt, ich befinde mich im Zustand des ständigen Hinweggefegtwerdens. Auch Alexa hat unerwartet einen generösen Brief geschrieben. Der Brief war mit Liebe und so verfasst, dass ich ihm glaube. Nach dem anfänglichen Guten dachte ich viel Übles über ihn, doch jetzt nur so viel (in dem von ihm erwähnten Umstand der Tabula rasa), dass er eine große Seele besitzt. Ich habe die Antwort noch nicht geschrieben. Und wie viele andere noch nicht! Ab ins Bergwerk. Wie zu alten Zeiten, rede ich mir zu. Nichts ist, wie es war. Trifft das zu? Oder muss nach dem bekannten Bonmot alles geändert werden, damit alles dasselbe bleibe? Dass es einen Samen meines Lebens gebe, der unverändert geblieben sei? Und wie soll ich da das Wort vom Samenerguss vermeiden? Jetzt, mein Häschen, gar nicht mehr. Schon wieder dieses »ich sage, dass ich es nicht sage«, ein Möbius-Band. Anders betrachtet: postmoderne Frivolität. Dem stimme ich aber nicht zu. Und wen interessiert das? Ich will nicht überzeugen, ich sag's ja nur.

Ein überaus gramgefickter Tag. Wieder Tausende Ideen, angefangen von frischem Grünzeug über Sauerstoffbäder und den brasilianischen Dingsda bis zum angeblich modernsten amerikanischen Bauchspeicheldrüsenspezialisten. Will sagen, nicht er ist modern, sondern das Verfahren. Und ich sollte für morgen packen. Und warum haben sie nicht zurückgerufen, damit ich weiß, woran wir sind? Jetzt habe ich wirklich genug von allem. Gäbe es, sagen wir, zehn solcher Tage hintereinander, würde ich sicher die Zügel hinwerfen, die Pferde sich selbst überlassen. Na, über diese Pferde sollte ich auch einmal schreiben. Wenigstens ärgern sie mich nicht mit dem Nobelpreis, könnte ich mit unerträglicher Überheblichkeit sagen, also sage ich das lieber nicht. Sagte ich es, hieße das, es gäbe dafür echte Chancen. Bleiben wir doch bei den poetischen, fassbaren (aber nur, wenn du schnell genug bist) Tatsachen der wegrollenden Pillen.

Was für ein schlechter Tag. Ich schliefe so gern, so gern. Ließe ich mich nur ein bisschen gehen, könnte ich weinen. Warum eigentlich? Viele solche Tage wären nicht – gesund. Das ist gut, gesund.

Freitag, 7. Oktober 2015

7 Uhr 10, mit dem Taxi rein. Ins Krankenhaus. Der Rest der gestrigen Bedrückung. Das Taxi holpert, ich kann nicht schreiben. – Ich liege im Bett, habe Blut und Harn überbracht, mich angemeldet. Durch das Fenster sehe ich entweder verdächtig kurze Haare oder Perücken. Hinkende Menschen, im Rollstuhl geschobene Menschen. Jemand wird gerade aus dem Rettungswagen gehoben, kahl, erschreckend, so stellen wir uns die lebenden Toten vor. Wie kommt nun die zusätzliche Kanne Blut hinüber zu den Molekülleuten?

Nun, das hat sich erledigt. Marcell kam gerade vorbei, er hat es erledigt. Wir sprachen über die vielen Reaktionen der letzten Tage, wie viele Menschen mir so nett und besorgt geschrieben haben usw. Als ich sagte, mir gehe es gut, musste er weinen. Ich beinahe auch. Es tut mir ehrlich leid, Kummer zu verursachen. Ein Kummermacher.

In der Nacht wachte ich auf, schaute auf die Uhr, es war 4. Diese Freude! Ich befürchtete schon, es gehe auf 6 zu, und ich müsste aufstehen. In dieser Freude schlief ich noch zwei Stunden. Dann wieder das angespannte, fast schon hysterische Packen.

Gestern Abend habe ich Alexa geantwortet. Ich sollte unseren Briefwechsel hierhinein übertragen. Am Abend noch ein liebes, besorgtes Telefonat von Krasznahorkai aus New York. Wir unterhielten uns wie zwei gute Freunde. Halb 11, ich bin schläfrig.

Ich hatte geschlafen und wurde zur Ärztin geschickt. Wie viele Leute! Sitzend, stehend, wartend. Sie blicken nirgendwohin. Ich stoße vor wie ein Kanonenboot, im Pyjama, schwarzen Hosen und Pantoffeln. Drinnen die üblichen stürmischen zwei Minuten. Die mich üblicherweise nicht klüger machen, auch diesmal nicht. Die Behandlung hat gewirkt, das Blutbild ist gut, ich bekomme dasselbe wie bisher, theoretisch so lange ich es vertrage. Beziehungsweise wie Sie sich entscheiden mit … Ich habe vergessen, welches Wort sie verwendet hat, es klang wie »mit Ihren neuen Freunden«. Ob es mir gutgehe, ob ich irgendein Medikament brauche, ich glaube, nein, und schon war ich auf dem Rückweg. Ich saß eine gute Weile glotzend auf dem Bettrand und wollte nichts. Voller Nichts – das ist nicht gut. Langsam beginnt das Übliche, der Saft ist gekommen. 1 Stunde. Den Blutdruck konnte ich mir nicht merken, so etwas wie 121/73/80. Oder 80/73? Mir scheint er gut zu sein. Das Menü traf schon vor der Vorspeise ein; als ein erster Happen kam das Mittel gegen Brechreiz. Spaßeshalber könnte ich sagen, davon bekomme ich immer Brechreiz. Das stimmt aber nicht, er kommt von etwas anderem. Vom Ganzen. Herr, hier ist es nicht gut für uns.

Was ist, wenn es nicht nur im Krankenhaus, in der Stadt, im ganzen Land, nirgends gut ist? Herr, was ist dann dein nächster

Zug? Ach ja, kein Zug, ich verstehe. Nicht mein Kaffee, würdest du sagen, wärest du Österreicher. Ich hoffe aus ganzem Herzen, dass du das nicht bist. Was für ein Blödsinn!? Es wäre nicht gut, wenn du irgendeine Nationalität hättest. Wir können das ausprobieren. Ein rumänischer Gott? Wir würden vor Neid umkommen. Ein Engländer? Der würde uns keines Wortes würdigen, und die Franzosen würden ihn ohnehin mobben. Überhaupt, Herr, nein, ich bitte eigentlich den Satz um Verzeihung, nicht den Herrn, das Brechreiz-Zeug ist fertig, jetzt kommt die Delikatesse mit Kalzium und Magnesium, damit die Fingerkuppen nicht einschlafen, so etwas, das tropft eine halbe Stunde lang in mich hinein, die Flaschen stehen aufgereiht, noch vier Stück, alle wollen drankommen, also es wäre nicht gut, wenn du uns gleichen würdest. Indessen du uns nach deinem Ebenbilde geschaffen hattest. Jetzt muss nur noch das Wort »gleichen« so definiert werden, dass es nicht symmetrisch sei. A gleicht B, doch B gleicht A nicht. Das ist aber schon lösbar.

Also hat sich's herausgestellt, dass es nirgends gut ist, und der Herr sieht dem ungerührt zu. Im Nicht-Guten zu leben kann auch gut sein, weil leben so gut ist. Bisher habe ich so gedacht, auch jetzt denke ich so, doch manchmal fällt mir ein, was ist, wenn … das Nicht-Gute sehr schlecht ist?

Während sie hier mit dem Apparat herumgefuhrwerkt haben, ist mir aufgefallen, dass ich die Hände genau so über dem Bauch falte, wie das die dicken Pfarrer tun. Wo nehme ich das bloß her? Ich kenne gar keinen dicken Pfarrer. Doch das Bild habe ich von irgendwo her.

Klangwirkung: Draußen erbricht gerade jemand seine Gedärme. Das sagt man so.

Ich betrachte den Gepard auf dem Heftumschlag. Als wäre er ein persönlicher Bekannter. Sein Blick ist jetzt traurig-ermunternd. Ich müsste vom mitgebrachten Fleisch essen. Das hiesige Mittagessen habe ich weggeschickt. Im Austausch dafür ist jetzt ein Oxaliplatin gebracht worden, das kann schon als Vorspeise gelten. Der Albtraum eines Gourmets. Allzu salopp würde ich sagen, es ist in Ordnung, dass ich sterbe (wer stürbe nicht?), aber dass ich nicht nach Herzenslust essen und trinken kann, das ist echt ein Horror. (Horror, Tumor, ich will damit nichts sagen, nichts einflüstern, das sehe ich nur, wenn ich das Wort anschaue. Doch kann es sein, ich weiß es nicht, dass dies schon als Sagen und Einflüstern gilt. Der Tumor ist der Herr, ich nur der geschniegelte Diener.) Jetzt sollte ich vom Mitgebrachten essen.

Ich habe gegessen. Geschlafen auch, bin aber geweckt worden. Das stelle ich jetzt auf 180 ein, wenn ich es höher stelle, dann rinnen Ihnen Speichel und Tränen. Ist das schon das echte? Die sind alle echt. Wie lange soll's dauern? Zwei Stunden. Jetzt haben wir 16 Uhr 45. Ich habe den Faden verloren, wem dies Neue im Menü entspricht. Ein elegantes Menü, mit mehreren kleinen Gängen, es gibt fast gar keine Hauptspeise. Keine Vorbereitung auf etwas Großes, sondern fortgesetzte Größe, das ist das richtige Menü. Speisenfolge, wer verwendet solche Ausdrücke?

Ich murmele im Halbschlaf Brocken von Gebeten, das ist aber kein echtes Gebet. Manchmal sage ich nur: Mein Herr – das ist schon eher ein Gebet. Und es ist nicht das gewöhnliche Bettelgebet. Wie viel Prozent der Gebete sind wohl so beschaffen? Freilich ist Bitten, Bitten-Können auch eine große Sache. Herr, hilf. Das jetzt ohne Hintergedanken zu sagen.

Weh, jetzt beginnt es. Wie wenn. Eine Welle, die in die Nase dingsbumst, Tränen, Sabber. Das alles verschwindet aber spurlos. Es wartet. Ein Krampf in der Fußsohle. Und jetzt etwas im Bauch. Das scheint ernsthafter zu werden. Genug, entweder die Schmerzen, oder deren Beschreibung. Dann: 20 Uhr 15, jetzt geht das Große los. Schreibe ich es nicht auf, vergesse ich es, vergesse alles. Da war irgendeine Spielerei mit Speichel-Eichel, irgendetwas mit gesund wie eine Eiche. Wie auch immer. Speichelfluss. Wieder ein Satz: Ich bin dazu nicht imstande, wie du. Sie. (?)

Donnerstag, 8. Oktober 2015

6, 7, Waschen, guter Schlaf, mit einer Unterbrechung. Bis jetzt nichts Schlimmes, gestern ein wenig Speicheln. Was kommt heute? Das ist das Schlimme, diese Ungewissheit. – Meine Ärztin schaut herein, ich berichte, wie es mir geht (gut), sie nickt, ich frage nach den Metastasen in den Lymphknoten, die auf dem MR-Bild zu sehen waren, als wären diese bis jetzt nicht gewesen, doch, und ob das schlimm ist, na ja, gut ist es nicht. Stille. Als warte sie, dass ich etwas sage, doch fällt mir nichts ein. Abschied. Das lief innerhalb von zwei Minuten ab. Ich merke das nicht kritisch an, bloß beschreibend.

Ein Gedicht, im Halbschlaf: Ungarische Geparde, / zäh wie Pusztarinder. – Oder Kinder?

Dialog mit Bauchspeichelchen, noch immer derselbe Halbschlaf: Meine Einzige: Ich bin dazu nicht imstande, wie Sie. (Und ich nicht zu dem, was du kannst, doch ich schweige.) Ich beantworte meine Frage und lasse die Knöchelchen entzweikrachen. (Was für eine Frage. Ich wusste gar nicht, dass dort Knöchelchen sind. Kann das eine Metapher sein?) Die Knöchelchen nicht. Es ist sehr Nacht geworden. Wenn sie bloß wenigstens jetzt geantwortet hätte. (Ich hätte nicht gedacht, dass mein Fräulein selbst in mir drinnen einsam sei. Dass sie immer auf mich wartete. Dabei bin ich dort. Ich meine geantwortet zu haben, nur nicht »das Richtige«. Meine Bauchspeicheldrüsenroutine kann man vergessen.) Sie verzehren sich im Wortsinn, und ich zerreiße mich, weil wir nicht gewillt sind, einander so zu lieben, wie wir einander lieben. Was ist der Sinn dabei, meine Einzige? (Bauchspeicheldrüsen-Liebe. Wie ist das bloß?) Ich weiß nicht, daraus folgt aber nichts. Jetzt heia machen, gut? Gut, meine Einzige. Ich winsle vor Schmerzen. Von Kopf bis Schwanz. Das Zimmer gleitet auseinander. (Welches Zimmer? Ist mein Bauch das Zimmer? Was für ein Stuss.) Ich drücke. Wir schmerzen ein bisschen zusammen. (Ich würde es anders versuchen ...) Gute Nacht. Oh weh. (Oh weh, meine liebe Seligkeit.)

134/76, Puls ein wenig zu niedrig, Sie müssen sich bewegen. Weil inzwischen jemand mit der Tür ins Zimmer gefallen ist. Also oh weh, da haben wir aufgehört. Da höre ich auf.

Ein Pseudofrühstück, ich würge diverse Etwasse hinunter. Trotzdem Übelkeit? Brechreiz? Nahe am Erbrechen, vielleicht so. Beinahe. Wieder etwas Speichel. Hurra, hurra, der Speichel, der ist da. Ich höre vom Gang her: Ich gehe hinunter, weil ich gehfähig bin. So lauten hier die Sätze. Doch noch ein bisschen Magenzittern. Des neuen Körpers unberechenbare, ja, kapriziöse Einfälle. Zum alten hatte ich ein besseres Verhältnis.

Jetzt höre ich im Fernsehen, man sollte es einschalten, dass in der Savanne wegen der globalen Erwärmung die blutrünstigen Antilopen überhandgenommen haben, die die Kehle der Geparde mit einem Biss durchtrennen. – Global gesehen hat sich meine Antilope ziemlich erwärmt, flüstert Mutzi frivol. Allerdings würde sie das eher so sagen: aufg'hatzt. So oder so, aufgeheizt ist auf jeden Fall erwärmt. Klimagipfel, ein gutes Wort, denke ich, das Gegenteil des Klimaxgipfels. Wenn ein Satz einmal losgelassen wurde … Müssen Sätze getrieben werden? Wäre das nicht das Minimum der Professionalität? Ich weiß es nicht. Einmal treiben, dann wieder lassen. Das ist das große Geheimnis. Und jetzt treibt der Satz mich. Nein, nicht der Satz, die ungarische Literatur. Der Getriebene der ungarischen Literatur, wie der Tote der Nation. Jetzt wurde ich gerade ins WC getrieben. Mein Leib treibt, treidelt, trägt, hebt mich an diesen Posten. Aber aber, das ist keine gehobene Position. Doch das ist es, was existiert. Wenn. Damit habe ich die nationale Kultur auch schon wieder verlassen. Wenn man sie überhaupt verlassen kann. Man tritt hinein und heraus, das ist das Natürliche. Man kann sich hinein und heraus verkrampfen. Wie wir wissen, gibt es das. Die Lehre daraus: Es ist kontraproduktiv, beim Onanieren Dialoge zu führen. In der folgenden Stunde nehmen wir den Text Roland Barthes' mit dem Titel »S/Z« dran. Danke für Ihre Aufmerksamkeit. – Um einen Klimagipfel weniger.

Ich denke so zärtlich an dich, Mutzilein, dass – zur Strafe, als Belobigung dieses hundertmal abschreiben.

Ich sage dem abendlichen Arzt, wenn ich mich dem Essen bloß nähere, vergeht mir der Appetit. Drehen Sie sich einfach um, sagt er ernsthaft, gehen Sie rückwärts, und er bittet ernsthaft um Verzeihung, indem er rückwärts abgeht. Ich, laut lachend: Na so etwas!

Freitag, 9. Oktober 2015

Ich erwache um 6 Uhr 12, aus Routine, die Uhr ist auf 6 Uhr 15 gestellt, so wie zu uralten Zeiten, vor fünfzig Jahren. Damals habe ich den DDR-Wecker so überlistet. Morgendliche Federnpflege, Hitzetherapie. Ich will weder essen noch trinken, das Wasser würge ich noch hinunter. Ich habe die Morgenvisite binnen Minuten absolviert. Manchmal seufze ich wie im Gebet auf: Scheißescheißescheiße. Ich habe keine Schmerzen, trotzdem tut Seufzen wohl. Es gibt so eine Zeile von Rilke, es ist hell, und doch ist es nicht Morgen, so etwas Ähnliches. Dabei habe ich das mehrfach abgeschrieben. Auch hier sieht man die Grenzen des Gehirns. Mein Hirn ist eingegrenzt. Ich versammle mich in meiner Kehle. Immer wieder schreibe ich von einem metallischen Geschmack im Mund, als gäbe es allgemeinen Konsens darüber. In Wirklichkeit ist das unverständlich, das Metallische. Ob wir wohl dasselbe darunter verstehen?

Samstag, 10. Oktober 2015

Wenn mich noch einmal jemand mit wohlgemeinten Ratschlägen versorgt, nehme ich meinen 38er Smith & Wesson und schieße ihn nieder wie einen Hund. So hat der Tag begonnen. Dann tippte ich am Kovalent-Text bis zum Abend, das tat mir gut. Arbeit.

Mein Fräulein sagt, es komme gern heraus, um mir auf meinem Bauch diese Sache mit den blutrünstigen Antilopen zu zeigen. Dass mein Bauch die Savanne oder sowas sei, wo die Geparde und Antilopen beheimatet sind. Und ich soll mir dann vorstellen, das Fräulein sei ein weiblicher Finger. Verzeihung, zwei Finger, Zeige- und Mittelfinger, weil diese das Laufen am besten vormachen könnten. – Ich bin hungrig und will nicht essen. – Eine Antilope erkennt also den geschlechtsreifen Gepard auch bei Windstille. Dann verfolgt sie ihn, die zwei kleinen Fingerchen laufen wie im Spiel über den Bauch, dann, nach einem mächtigen Sprung, packen sie den ahnungslosen Gepard am Hals.

Vorgestellt war es besser als aufgeschrieben. Oh ja, so etwas gibt es. Mein Mund ist gar nicht metallisch, sondern wie belegt. Meine Laune schwankt. Die alten Fußballer vom Csillaghegy haben geschrieben. Fühlt sich gut an. Ich bin voller guter Gefühle und Gifte.

Es gibt viel zu viel von allem. Das Schreiben allein wäre genug. Wenn ich mich nur noch mit dem Schreiben beschäftigen müsste. Das ist aber nur Quengelei, also lasse ich das sein. Mittlerweile ist es Mitternacht geworden. Ich bin ein kraftloses Skelett, allerdings war ich das den ganzen Tag lang, und doch habe ich dies und das gemacht. Wenig, so heißt das neue Gefühl. Das war sonst nicht so. Jetzt gibt es Leeren in mir. Möglich, dass mich das simple Altern auch hierhergeleitet hätte, doch werde ich das nie mehr erfahren. Nie mehr. Ich lege mich missgelaunt schlafen, das ist jetzt mein groß angelegter Plan.

Montag, 12. Oktober 2015

Jetzt sehe ich erst, der gestrige Tag ist ausgeblieben. Die Zeit ist nicht kontinuierlich. Sie fließt nicht, sie tröpfelt nicht, sie rauscht nicht hernieder, sie packt den Menschen vielmehr gleich einer blutrünstigen Antilope.

Zweifache Pleite (die eines vorteilhaften Angebotes und meine eigene): Am Morgen, ziemlich früh, läutet das Telefon, hier spricht ich weiß nicht wer aus Debrecen, wir hätten da ein überaus vorteilhaftes Angebot für Sie, wenn ich nicht störe. Doch, es ist so, Sie stören. Dann rufe ich Sie später an. Tun Sie das nicht. Ich bin krebskrank, kann mich mit solchen Sachen nicht beschäftigen. Entgeisterte Stille. Ich lache los, erschrecken Sie nicht, ich bin tatsächlich krebskrank. Das sage ich auch lachend, es kommt mir vor wie eine Entschuldigung. Fick deine Mutter, Hurensohn, sagt die Frau plötzlich. Ich kichere noch immer, als sie mir den Hörer hinknallt. Ich befürchte, sie hatte recht. Aber was soll ich jetzt machen. Ich sagte bis zuletzt die

Wahrheit, und doch hatte ich schlecht gesprochen. Die Arme im Callcenter in Debrecen, jetzt hat sie einen schlimmen Tag. Seien Sie mir nicht böse, Madame.

Ich werde stündlich angerufen, großartige Ideen. Ich kann's nur wiederholen: Viel. Ich werde krumm daran. Diese Bauchspeicheldrüsengeschichte schien am Anfang eine gute Idee zu sein, sie verbesserte die Menschheit, Anteilnahme, Liebe (ein wenig Hass, aber der zählt nicht), Rücksichtnahme (und Rücksichtslosigkeit, aber die zählt nicht), Betroffenheit (und Zynismus, aber der zählt nicht) entfalteten sich in ihren Spuren, doch stellt sich langsam heraus, dass dies für einen einzigen Menschen zu viel ist und solche Welterlösungsprojekte (manchmal Parodien, aber die zählen nicht) besser dir überlassen werden sollten, Herr. Du weißt sehr wohl, ich bin nicht besonders klug, doch folgerte ich als Erstes, ein wenig unbedacht, eigentlich solltest du doch Bauchspeicheldrüsenkrebs haben. Ich will daraus kein Geschäft machen, ich wünsche nicht, dass du meinen Krebs übernimmst. Lassen wir das jetzt so, wenn wir schon einmal begonnen haben, bloß knüpfen wir (du und ich) daran keine allzu großen Hoffnungen. Speziell daran nicht. Denn wir dürfen die Hoffnung im Allgemeinen nicht fahrenlassen. Bedenke bloß, ein Gott ohne Hoffnung, ja, der wäre tatsächlich ein hoffnungsloser Fall. Auf diesen eine Welt zu gründen lohnte sich nicht. Wobei es durchaus sein kann, dass du dir das anders vorstellst. Ich kann dir nur schwer folgen, doch nehme ich an, das sei die Ordnung der Dinge. Laudetur.

Dienstag, 13. Oktober 2015

Ich sitze, Gang, Hitzetherapie. Ich habe knapp vier Stunden geschlafen. Wenig. Bin stumpf, um einmal über meine Stumpfheit zu schreiben. Ich bin zugleich in mehreren Situationen gefangen, in denen sich die Schlange in den eigenen Schwanz beißt. Wenn es etwas nicht gäbe, könnte ich dieses Etwas gut behandeln. Gestern habe ich fast den ganzen Tag lang getippt, während über meinem Kopf die Wellen der nicht erledigten, der halb erledigten und der nicht erkannten Aufgaben zusammenschlugen. Beim Tippen war ich am richtigen Platz. Mir ging es gut. Alles irgendwie halb fertig. Auch ich bin (jetzt) halb fertig. Ob das dasselbe ist wie ein Fragment? Lassen wir es nicht so weit kommen, wie Endre Ady sagte: Alles Ganze ist zerbrochen ... Seitdem, seit Ady sind über hundert Jahre verstrichen. Irgendetwas muss doch seither geschehen sein, mit dem Ganzen und dem Bruch. Diese Fragen nenne ich immer die zu großen Fragen. Ich sein Fußballer, ich weiß, was zu tun ist, wenn der Csucsu mit dem Ball losrennt, aber die einschlägige Spieltheorie mich nicht interessieren. Beziehungsweise Spieltheorie interessieren, bloß die Theorie des Spieles nicht. Nicht einmal für die Spieltheorie klug genug, das ist aber eine andere Frage. Gehirn meiniges auf Fragen nicht vorbereitet.

Jetzt ist mein Busen schön leer (unsere männlichen Busen haben wir aus dem 19. Jahrhundert herübergerettet, der Busen der Patrioten usw.), mich bedrückt nichts. Doch mag das, es steht zu befürchten, nur die von mir erwähnte Stumpfheit sein. Der Tag hat noch nicht begonnen. Zurzeit stecke ich oft in diesen Noch-nicht-Begonnenheiten. In Spalten. So irgendwie. Das heißt, anders. Ich bin anderswie. Aber wie? Das stellt sich nur langsam heraus. Die junge Ärztin kommt, ich erkenne sie am Klackern ihrer Absätze, aus mir spricht (leider laut) der Donschuan, fühle mich geehrt, sie lächelt lieb zurück. Jetzt verstecke ich dich, treues Tagebuch, wenn du überhaupt ein Tagebuch bist.

Zu Hause angekommen. Der Taxifahrer sprach lange, logisch und nicht sympathisch gegen die Migranten. Ich nicke knieweich, widerspreche ihm manchmal, lächerlich. Ich glaube, ich bin auch mit ihm schon einmal gefahren. Komisch, mir ist, als hätte ich diesen Text schon einmal gehört. Sie sind auch Fußballspieler, Nationale Meisterschaft II, nicht wahr? Und dass alles korrupt ist. Und ihm ist es nicht leid um die alten Zeiten, aber eine leichtere Diktatur würde das nicht zulassen usw.

Kovalent in die Maschine geschrieben, kleinere Verbesserungen. Dazwischen die gewohnten gutgemeinten Telefonate darüber, was ich zu tun hätte.

Schon wieder das Gefühl, dass mich alles das mit sich fortreißt. Und das schlechte (ja, mehr noch, zu vermeidende) Gefühl, zu nichts Lust zu haben. Ich möchte nur schlafen. Das mache ich vielleicht auch. Muss dann bis dahin über nichts nachdenken. Mich verstecken – wenn das jemanden schmerzt, soll es ruhig schmerzen.

Mittwoch, 14. Oktober 2015

Mein erstes gesprochenes Wort heute war: Ja. Um halb 10 wurde ich gefragt (Smejli), ob ich noch schliefe, und darauf antwortete ich mit Ja. Dann schlief ich noch eine halbe Stunde. Ich träumte auch. Fußballspiel, ein Tor für uns. Das habe aber nicht ich geschossen. Ich war weder Spieler noch Zuschauer. Eher das Spiel selbst. Oder irgendetwas Unbestimmbares, das oder der recht nahe an den Vorgängen am Fußballplatz war. Und als ich aus diesem Traum erwachte, sagte ich laut: Wie gut! Ich hatte damit vielleicht noch das Tor gemeint, jedenfalls ließ mich dieser eigene Satz wach werden. Das will ich jetzt symbolisch auffassen, wie flach dies auch immer sei.

Gestern habe ich den Kovalent abgegeben. Schnell etwas anderes anfangen. Es ist schon Mittag, doch ich koste noch den Tag und auch er hat noch nicht begonnen, mich zu bedrücken. Er ist mir gegenüber großzügig. Jetzt.

Jeder Satz kommt von irgendwo her. Die Zeiten, in denen man noch Sätze erfinden konnte, sind vorüber (hat es sie gegeben?).

Heute habe ich gut gespeist. Jetzt müsste ich noch so richtig lesen. Szigeti war da. So eine Freude ihn zu sehen, ihn zu hören. Sein Dasein. Wir lieben einander mit männlicher Zurückhaltung. (Soll ich davon etwas ironisch zurücknehmen? Oder soll ich meine Gefühle in die Dunkelheit einer Initiale stecken? Nein.) Läge ich, einmal angenommen, auf meinem Totenbett, würde mich sein Verlust sehr schmerzen. Und der des Gulaschs. – Was könnte mir verbieten, geschmacklos zu sein? Mein Geschmack keinesfalls.

Ich bin hungrig, das könnte heute das letzte Wort sein. Dabei habe ich vorhin gerade einen Toast, berieben mit Knoblauch, belegt mit Salami und grünen Paprikaschoten, verzehrt. Habe ich damit viele Gebote verletzt? Ich sollte wenigstens die neuen Zehn Gebote richtig kennen. Gibt es keine Gebote, gibt es auch keine Gewissensbisse. Ich habe den Toast wirklich mit Appetit gegessen. Das Ganze ist nicht so wichtig. Heute habe ich wieder nichts gelesen. Ein Fehler.

Donnerstag, 15. Oktober 2015

Es geht nicht nur darum, dass der Text langsam ist, der Text als Text, sondern dass er selbst mir verdächtig oder unzeitgemäß vorkommt. Der Text ist höchstens eine Bildunterschrift. – Ich liege, vierundzwanzig Stunden lang, von 5 bis 5. Aber ich mochte nicht sagen, warum. Ich höre ja schon auf.

Samstag, 17. Oktober 2015

Ich habe dieses Heft eine halbe Stunde lang gesucht. Paradigmatisch, könnte ich sagen. Heutzutage suche ich ständig nach etwas, meistens weiß ich gar nicht mehr, was. Ich suche das Suchen, und wenn ich das habe, finde ich sein Objekt nicht. Jetzt sitze ich in meinem Sessel, teilweise rase ich, teilweise ruhe ich mich von den Anstrengungen aus. Und zerstreite mich sogleich mit dem, der entgegenkommt. Das Heft war bei den Zeitungen. Wer hatte es dorthin gelegt? Einerlei, man weiß es nicht. Doch, weil sie nichts angefasst hat. Aber selbstverständlich hat sie. Lächerlich. Und doch wirklich. Wirkliche schlechte Laune, Last, allgemeine Unsicherheit. Dabei ging es doch nur um das Suchen nach einem Heft.

Die Sonne scheint, das ist auch etwas. Ich müsste tausenderlei Sachen machen und mache keine einzige.

Sonntag, 18. Oktober 2015

Ich müsste dringend Leibnitz oder über Leibnitz lesen (Voltaires Befremden und Schopenhauers Wut vergessend), um Bestätigung darüber zu erfahren, dass diese die beste aller möglichen Welten sei.

Ich musste alles vom Tisch räumen, die alte Halbordnung gegen ein neues Durcheinander eintauschen.

Irgendwie müsste ich diese Bedrückung loslassen. Es ist ja nicht unmittelbar die Krankheit, die mich belastet. Ich fühle mich gar nicht krank. Ich spüre nur die Konsequenzen der Krankheit. Ich bin ein Opfer dieser Konsequenzen. Sozusagen. Mich bedrücken das Chaos und mein Chaos, glaube ich.

Schon wieder sitze ich nur da und sinne, was ich machen sollte. Den Text zu den Szüts-Bildern. Und dass ich dafür schon etwas erfunden habe, aber was. Das ist schon ziemlich schrecklich, ich möge es einsehen. Ich sehe es ein.

Mein Befund ist negativ, meine Laune positiv – fiktive Rap-Nummer von Micus. Der dann, nicht jetzt, in Tränen ausgebrochen war. Ich versuchte eine positive Grimasse zu schneiden, war damit wohl nicht besonders überzeugend.

Montag, 19. Oktober 2015

Ich bin zu früh hier für die Hitze. Halb 7 und B. kommt erst um 7. Die Stadt war beinahe leer, wie das Messer durch die Butter fuhr ich her, so saß ich hier im Garten eine Viertelstunde auf der Bank. In Kapuze und inkognito, wie eine (die) Anonymus-Statue. Der gestrige Tag war zäh. Herr Professor B. (Oberarzt, Doktor) war draußen und machte wenn auch nicht endgültig, so doch immerhin Ordnung in den Köpfen und unter den Papieren. Gerade sagte man mir, B. würde sich verspäten.

Ich sitze auf dem Gang, mittlerweile schon wie gewohnt. Der Herr Doktor war also beruhigend. Ich beruhigte mich nicht besonders. Wie schlecht, wie mangelhaft und ungenau ich mich an die Geschehnisse, an meine Geschehnisse erinnere. Ich irre mich um Jahre, Gründe und Krankenhäuser. Die blutrünstige Antilope, die das Gedächtniszentrum angreift. Eine kleine Ordnung ist entstanden, eine kleine Perspektive. Allerdings gibt es auch weiterhin tausenderlei Sachen zu erledigen, zur Hälfte erledigt, dadurch doch noch bedrückt. Na ja, wir werden sehen. Bei der gestrigen Arbeit, bei der Halbarbeit, Vorarbeit, habe ich manchmal die Möglichkeit erblickt, wieder in die Arbeit zu schlüpfen. Dort bin ich zu Hause, sie ist meine

Heimat. Hinter diesem Satz hört man einen Schlager von Lehel Németh heraus. Hinter jedem Satz steckt etwas, ob es gehört wird oder nicht.

In der Nacht schlief ich drei Stunden. Was es wiegt, das hat es: B. traf ein und sagte, ich hätte den Termin erst eine Stunde später gehabt. Wir schauten in meine Papiere, dort stand es nicht so. Aber egal, was es wiegt, das hat es. Bis dorthin ging ich in den Park, um nicht auf dem Gang herumzusitzen. Über eine Stunde Leerlauf. Kein großes Problem, ich hätte noch eine Stunde schlafen können, das wäre genauso wenig gewesen wie drei Stunden. Ich komme mir so höchstens ein wenig trottelig vor, daran habe ich mich aber schon gewöhnen können. Die Leute gehen auf und ab, sie sind offensichtlich Kranke, Ärzte oder Pfleger, sie haben augenscheinlich ihre Ziele. Und ich hocke auf einer Gedichtzeile von Sándor Weöres: Mein Ziel wird mich dann finden. Ich friere ein wenig, sollte spazieren gehen oder mich in ein Gebäude schleichen. Typischer Fall von »ich verficke meine Zeit«.

Ich schlief an die drei Stunden, danach weiß ich nicht, womit die Zeit (ver)ging. Internetbanking, Herumsitzen, wenig, sehr wenig Mails. Herumscheißen per Internet. Kleine Streitigkeiten. Ich sehe, alles ist klein und wenig. Kindische Angstgefühle, wie ich die Scheidung durchziehen soll, die Scheidung vom Krankenhaus.

Dienstag, 20. Oktober 2015

Ich sage gleich, was (zu) viel ist. Nicht der Krebs, nicht der Entscheidungszwang zwischen den Krankenhäusern, nicht die tausenderlei zivilen Aufgaben, das fortgesetzte Hinterherhinken, sondern. Sondern, dass es in irgendeiner rätselhaften Weise durch das Fenster (!) zu einem Wasserschaden kommt, statt

Modergeruch und fallenden Blättern fallender Wandverputz, das ist es, was man schwer erträgt.

Langsam beginnt die übliche Angst vor dem Einzug ins Krankenhaus. Ich würde meine gegenwärtigen Arbeitsbedingungen nicht als ideal bezeichnen. Ich komme gar nicht bis zur Arbeit. Im besten Fall zu einer Beinahe-Arbeit. Bis zum Vorgaukeln. Ich gaukle mir etwas vor.

Mittwoch, 21. Oktober 2015

Ich sitze auf dem Bettrand, warte darauf, dass das Labor fertig wird und ich zur Ärztin gehen kann. Der ich schon gesagt habe, dass ich hier Schluss machen möchte. Sie hat gerade einmal genickt. Ob ich die jetzt anstehende Behandlung auch schon nicht mehr wolle? Doch, sagte ich, ich weiß nicht, ob das richtig war. Ich dürfte mich nicht aufregen, dürfte mich nicht ängstigen, vielleicht tue ich das gar nicht. Gestern Abend die bereits übliche innere Hysterie. Danach versuche ich mich zu beruhigen.

Vor den Medikamenten habe ich ein mitgebrachtes Sandwich gegessen. Doch die Appetitlosigkeit hat schon begonnen. Am Morgen war ich 79,5, bin nicht wieder auf 80 gekommen. Ich esse hier anders als zu Hause.

Ein klassisch schöner Herbsttag. Gleißendes Sonnenlicht, grüngelbe Blätter, blauer Himmel, was brauchst du mehr? Die Schönheit der Welt ist schwerlich zu bezweifeln. Daran können wir noch feilen. Sagen wir einmal, stünde unser Wohnort am Fuß einer Schutthalde, der Staub läge ständig in der Luft und unsere Augen hätten Ringe von Staub, als hätten wir sie hingemalt – wo wäre dann die Schönheit? Sagen wir, ein schöner Erdklumpen. Oder wenn das Licht einmal durch die grauen, staubigen Luftschichten bräche. Wer suchet, der findet. Das heißt, man muss suchen. Das Suchen ist in mir. Das sind zwei Sätze, *ist* und *in mir*.

Gerade lese ich, dass die Flüchtlinge »ihre Decken auf dem Boden liegenließen, ihre goldfarbenen Wärmefolien, ihre überflüssigen Kleider, Schuhe, die Reste der verzehrten Mahlzeiten, Konservendosen, Getränkeflaschen und ausgeweidete Spielzeuge. Dieser weiche und stinkende, 20–30 cm dicke Teppich aus matschgetränkten Abfällen, der das Gehen unsicher macht, ist ein Anblick wie nach dem Jüngsten Gericht«. (»Népszabadság«, 21. X.) Das heißt, es gibt Tausende Situationen, in denen die Schönheit ... es geht nicht darum, dass es sie nicht gibt, sondern dass sie nicht mit von der Partie und bedeutungslos ist, nur eine Art Vergnügen für hohe Herren und Damen.

Donnerstag, 22. Oktober 2015

Eine unerwartete Wendung, gestern gab es doch keine Behandlung. Die Anzahl meiner Thrombozyten war zu gering, somit hätte nur eine partielle Behandlung durchgeführt werden können. Dann eben nicht, sagte die Ärztin. Entsprechend ihrem Stil, ihrer Konstitution und vielleicht ihrer Situation fragte sie nicht, warum ich die Behandlung hier beenden wollte, ob ich sie fortsetzen würde und wenn ja, wo, sie sagte nur, das war's. Muss ich nichts unterschreiben? Kann ich jetzt gehen? Ja, das war's. Ich bedankte mich für ihre Arbeit, aufrichtig, vielleicht hätte ich mich doch intensiver bedanken müssen. Sie aus ihrer vielfachen Starre lösen sollen. Doch war ich dazu zu klein, es tut mir nachträglich leid. Überhaupt war der sogenannte Abschied sehr kurz, kurz und unpersönlich. Kann es sein, dass da meine Sentimentalität aus mir spricht?

Der gestrige Tag, welch unerwartete Wendung, war versickert. Kleine Erleichterung, großer Schlaf. Bis morgens um 9. Wenn ich aber die Papierstöße ansehe, verfliegt die Erleichterung. Ich versuche zu arbeiten, jetzt also ab. Mittlerweile ist es Mittag geworden. Mich erwartet ein Kartoffelgulasch. Meine Thrombos sind mir eingefallen, ich fragte dann auch meinen Arzt (den neuen), womit ich sie vermehren könnte, er antwortete, die Natur. Die Natur übernehme die Rolle Gottes. Demzufolge ist die Natur gut. Also das bitte nicht jetzt, vor dem Mittagessen.

Freitag, 23. Oktober 2015

Der faszinierende Saft des Pilzpaprikasch: als hätten Götter in den Topf gespuckt. Göttlicher Saft. Der.

Als wäre ich mit dem Szüts-Text weitergekommen, wenn ich auch gerade die Richtung suche, beziehungsweise nicht suche, sondern hoffe, sie einfach zu treffen. Jedenfalls habe ich es geschafft, in den Text hineinzuschlüpfen. Telefonanrufe haben mich herausgerissen, ich unterdrückte heldenhaft das Fluchen. Nicht ganz.

Ich versuche an die Revolution zu denken. Wie viel Falschheit, Heuchelei, Lügen, Enteignungen und Torheiten sich im Schatten eines der wichtigsten Momente unserer Geschichte ansammeln. Über einen solchen Tag sollte man sich freuen. Landesfreuden täten not. Möglicherweise ist das aber auch eine Eselei. Wir sind mannigfaltig. Unser Patriotismus sollte locker sein, nicht zähnefletschend. Lockerheit ist keine Verantwortungslosigkeit, kein Schmäh. Eher die Abwesenheit des Tunnelblickes. Offenheit, keine Prinzipienlosigkeit.

Samstag, 24. Oktober 2015

Ob es wohl ein Fehler war, mir zwei (vier) Stückchen Brot mit Klausenburger Speck einzuverleiben? Und wie war das überhaupt, zuerst die Medikamente, und dann frühstücken? Ich bringe das durcheinander. Ein Gehirn voller Durcheinander. Ich musste beim Szüts-Text innehalten, weil ich schon wieder auf mehrere Sachen zugleich achten musste, somit auf keine so richtig. Zwischen unzähligen Stühlen unter der Bank.

Gestern Abend Leckerbissen aus Wien, Krebs mit Knoblauch, gefüllte Auberginen, Artischocken, ich lebte eine halbe Stunde »auf großem Fuß«.

Ich blättere gelangweilt in den Zeitungen. Lese selbst die Artikel nicht richtig, die mich prinzipiell interessieren. Darf man nicht gut informiert sein? Wieder kommt mir das Mönchswesen in den Sinn. Nichts da mit Likörerzeugung, Käserei und Armenbetreuung, nur das Gebet. Das kann auch ein Alibi sein, ein Ausweichen, Bequemlichkeit – dann ist es selbstredend verboten. Wie war das mit der Nuss? Keine schwere, sondern eine harte.

Ich merke hier an, die Sonne scheint unglaublich schön. Das könnte man zwar poetischer oder origineller sagen. Die Sonne scheint wie irr, Scheißer. Das ist poetisch. Aber hauptsächlich Scheißer. Genug davon, ich gehe zum Mittagessen hinüber zu meinem Bruder.

Ich habe gefressen. Es tat mir wohl. An der Straßenecke bin ich stehengeblieben, habe das Gesicht ins Licht getaucht. Es tat mir wohl. Haschee mit Käse, es tat mir wohl. Zu guter Letzt werde ich das Leben vielleicht noch genießen können. Ich habe dazu einen gewissen Hang. Und wenn die Bauchspeicheldrüse nicht aufpasst, schlage ich bei Gelegenheit zu. Dieser Absatz ist aber ein bisschen hochstilisiert. Er könnte eine cremefarbene Tönung vertragen, wie der Dichter sagt.

Sonntag, 25. Oktober 2015

Nebel. Ich stelle Uhren. Das Radio sagt gerade, wir dürften am Nachmittag zwischen Schleierwolken auf etwas Sonnenschein hoffen. Als wäre alles in Ordnung, ich gehe arbeiten, gehe ins »Schreibzimmer«, wie das meine Kinder vor dreißig, vierzig Jahren nannten. Zu Mittag wird es Backhuhn geben, auch das ist Zukunft.

Nun schon Vergangenheit, schöne Vergangenheit. Ich bin ein wenig vorangekommen, aber jetzt ist wieder alles stumpf. Stumpf und lustlos. Die Regenrinne ist voller Laub. Die Enkelkinder »führen sich auf«, wie man zu sagen pflegt, mit einem Bauchspeicheldrüsendings wären sie auch wohlerzogener, sie würden mich nicht so sehr nerven. Doch das versuche ich zu verleugnen.

Ich bin schläfrig, müsste arbeiten und werde schlafen.

Ich habe geschlafen. Schlafen ist gut. Ich habe gegessen. Essen ist gut. Möge der Tag so aufhören, zumindest hier, im Heft.

Wohlan, und erschallte die himmlische Stimme, und ich eilte hierher zurück: Ich tausche meine untalentierte Bauchspeicheldrüse mit Ausblick auf Buda gegen eine talentierte Bauchspeicheldrüse. Chiffre: Krebs kein Hindernis.

Montag, 26. Oktober 2015

Mein Schreibtisch quillt über. Doch habe ich endlich einen Schreibtisch! Ich dachte, ich würde mir in aller Frühe den deutschen Fahnenausdruck der Markus-Version vornehmen. Ich bekam aber eine Frist. Und mit dem Szüts müsste ich auch weiterkommen. Das versuche ich jetzt. Ansonsten habe ich einen flotten Spaziergang gemacht, bis zur Donau, habe ein Sonnenbad genommen und statt zwanzig Minuten fünfzig geschlafen. Und mich deswegen leicht verrückt gemacht. Das Haus ist voll mit nervenaufreibenden Enkelkindern, aber das werde ich ohnehin abstreiten. Die vielen lieben Kinder, Blut von meinem Blute usw. Im Übrigen ist beides wahr. Und ich bin gereizt wegen des überbordenden Schreibtischs. Insgeheim habe ich einen Schluck Whisky getrunken. Niemand wird es je erfahren. Was soll ich herumreden, ich liebe Sätze, die bloß (!) deshalb falsch sind, weil sie existieren. Würden sie nicht existieren, wären sie wahr. Jetzt müssten wir nur wissen, wann ein Satz existiert. Wittgenstein, erbarme dich unser. Hatte ich das noch nicht? Zu Wittgenstein führt ein gepflasterter Weg, hauptsächlich, wenn wir ihn nur halb verstehen. Eine autobiographische Anmerkung.

Mittwoch, 28. Oktober 2015

Gestern habe ich den Szüts-Text fertiggestellt. Ein gutes Gefühl. Tippen. Ich habe ihn jetzt an den Verlag Magvető abgeschickt, damit sie mir weiteres dazu sagen. Und ich arbeite an den Markus-Fahnen. Ideales Spazierwetter, ohne zu spazieren.

Doch noch, bis zur Dósa-Straße und zurück. Das musste sein, weil ich mich – fast schon – überfressen habe. Kartoffel mit Zwiebel, Sauerampfer (angeblich bio!!! – und wie wenig mich das interessiert) und nicht zu schmackhafte, jedoch gute Krebschen. Ich habe kein Verhältnis zu ihnen aufgebaut. Nur wenn ich es will, wenn ich es forciere, fällt mir bei den Krebsen der Krebs ein. Als wäre es gar nicht dasselbe Wort.

Donnerstag, 29. Oktober 2015

Es ist schon Abend, ich liege da, in Weiß. Am Vormittag Blutabnahme im László-Krankenhaus, am Sonntag die erste neuartige Chemotherapie.

Schläfrig. Ich leg mich hin. Viertel 12.

Konzertmeisterjánosrolla, höre ich aus dem Radio. Das ist genauso irreal beruhigend wie das schöne Wetter. Herbstlicher Glanz, als wolle er zeigen, dass der Mensch zum Glücklichsein geboren wurde. Dass die Menschheit vom Glücksgefühl bewegt, geführt wird. Ein wenig Nebel, ein wenig kalte Feuchtigkeit reichen, um uns vernünftig zu machen. Das aber kann ich nicht mehr gut auf Rolla zurückführen. Er konzertmeistert auch jetzt noch in meinen Ohren (glänzend durch Mozart) – na, da beißt du dir die Zähne aus, postmoderner Ironiker!

Am Vormittag habe ich brav gearbeitet, die deutsche Übersetzung der Markus-Version durchgesehen. Jetzt schlüpfe ich in mein Zimmer, weil die Stille meines heimischen Hains durch Fensterputzen beeinträchtigt wird. Ginge es nach mir, würde ich toben, doch bin ich bauchspeicheldrüsig diszipliniert.

Schon wieder die arschgetretene Erinnerung: habe ich darüber am Telefon, in E-Mails, hier, sonst wo, wo denn schon gesprochen? Wie die Drüse den Sinn der Sätze verdreht, sie umzingelt; plötzlich ist sie der Kontext von allem, ob ich es will oder nicht. Das nenne ich interessant. Dass dieses Interessante wichtiger als alles andere geworden ist, wichtiger als Leben oder Tod. Das klingt ziemlich albern, doch scheint es mir wahr zu sein. Jedenfalls bildet das eine stilistisch schöne Brücke zu dem, was ich sagen will (irgendwie von neuem).

Zwischenruf: Mozart strengt sich vergeblich an (er strengt sich nicht an), seine Dramatik, seine Tragik sind ebenfalls heiter. Oder ich bin unmusikalisch (das bin ich).

Dann also über den Einfluss des Bauchspeichels, ein wenig unernst, in der Art Krúdys, jedoch real, dennoch unter lächerlichem Tändeln sage ich Judit im Verlag Magvető, ich würde für sie leben und sterben wollen. Sogleich kreischt sie auf, oh nein! Also das war in meinem alten Leben nicht so. Entweder hatte man meine schiefe Don-Juan-Parodie überhört oder nur überlegen abgewinkt, doch nie entsetzt gekreischt. Entsetzt und lachend, wie toll mein Humor doch sei, beziehungsweise wie schrecklich (wobei dies dasselbe bedeutet).

Die wallenden Zeichnungen Péter Kovács' in der »ÉS« sind schön. Ich sollte ihm gratulieren.

Samstag, 31. Oktober 2015

Ich habe den ganzen Tag wohlig durchgebracht, verdöst. Die deutsche Übersetzung geklärt, der Szüts-Text im Klären begriffen. Und jetzt ist es Abend geworden, ein kleiner Druck bleibt für morgen. Ein kleines (wie viel an kleinem) Stechen zeitweise unter den rechten Rippen. Wieder eine halbe Stunde tobendes Heftsuchen. Zeitweise nehme ich parodistische Züge an. Ich bin nicht irgendwie, sondern bin als ob. Ich gehe schlecht gelaunt schlafen.

Sonntag, 1. November 2015

Beim morgendlichen Anziehen lief ein Zeichentrickfilm im Fernsehen, eine große Tafel war zu sehen, die Aufschrift lautete: Daisy Town. Ich will es Daisy schreiben, dass das heute der erste geschriebene Text war, den ich sah.

Ein goldener Morgen schält sich aus dem Nebel, ich fahre ins Szent-László-Krankenhaus. Ein gutes Gespräch plus eine Chemotherapie von fünfzig Minuten ohne Attribute. Brauche ich einen Psychiater? Augenscheinlich habe ich keine Lust dazu. Ich habe ein Unentschieden angeboten, indem ich den Depressions-Fragebogen später auszufüllen versprochen habe. Möglich, dass ich Fieber bekomme. Noch ist es nicht so weit. Ich habe gut gegessen, auch das war nicht sicher. Geschlafen habe ich auch. Ich beantworte viele Mails nicht, schiebe sie vor mir her, dann vergesse ich sie. Jetzt müsste ich mich an die dritte *Einfache* machen. Lieber lese ich jetzt ein wenig – depressives Zeitschinden? (beinahe ein Scherz). Ich lese wenig, das ist ein Fehler. Mir wurde empfohlen, mich zu kräftigen. Warum, bin ich schwach? Warum, könnten Sie ein Spiel von 2 x 45 Minuten durchhalten? Dass das jetzt wichtig sei. Das Wichtige. Mich zu kräftigen. Beruf: Kräftiger. Ich weiß ziemlich wenig über mich selbst. Fast jeder wird denken, ich schreibe über mich. Das wäre ein Irrtum, doch jetzt will ich das nicht zum tausendsten Mal erklären. Jedenfalls sage ich in diesem Geist, ich habe nie an mir selbst Interesse gezeigt. Mich hat nicht das bewegt, dass man mich offenen Auges sehen solle. (Es gibt aber auch noch andere Unterschiede zwischen mir und Endre Ady. Wieder: Aus dem Zyklus »Wenn Blödheit weh täte«.)

Gegen Abend schwinde ich dahin und mir bleibt nichts – ja, für nichts. So auch nicht für die Arbeit. Ginge es nach mir, ich hinge herum, geisterte herum, täte dies und jenes in meinem Entsetzen. Ich habe nicht einmal Entsetzen. Was eigentlich habe ich in mir? Was bewegt mich? Die Liebe zum Beispiel nicht. Das ist aber enttäuschend (für mich). Ich schulde der ungarischen Sprache noch einiges. Das würde ich gern hochstilisieren, ich schulde der Schöpfung. Oder zu einem Gebet wenden: dem Herrn. Noch ein wenig würde ich gern beten, Herr, nicht bescheiden für mein Heil, sondern unverschämt: für dich. Aber nicht aus Hochmut, nicht aus Angeberei. Du weißt, das Übliche. Damit es da sei. Damit ich das Gebet bis zum Ende beten kann. Damit ich bis zum Amen komme. Freilich ist alles nur ein Fragment, mit oder ohne Amen. Nicht Fragment zu sein geht nicht. Ist die Welt ein Fragment? Ist der Herrgott ein Fragment? Und wenn ja, und wenn nein, was bedeutet das für unser Leben? Sagen wir, er erschlägt uns sofort in der klassischen Form des Blitzes. Alles das wird unter Blasphemie in das Himmlische Inventar aufgenommen. Ich meine, noch niemals eine Gotteslästerung begangen zu haben, weder in Worten noch in Werken oder Unterlassungen. Das sage ich nicht, damit es mir gutgeschrieben werde. Ich wäre zu feige, um mich gegen Gott zu erheben. Und ich fühle auch keine Veranlassung dazu. – Nun aber genug davon.

Montag, 2. November 2015

(Wieder) ein verworrener Tag. Ich schwanke zwischen Dingen, Sachen und Vorhaben. Mit Árpi Viczkó über die serbische Übersetzung der *Markus-Version* sprechen (dass wir uns eventuell im Übersetzerhaus in Balatonfüred treffen), dann mit Szüts über unser Buch. Jetzt habe ich eine halbe Stunde geschlafen. Mittagessen mit Marcell, Wiener Schnitzel. Ich habe wieder Appetit. Ich brauchte einen Sekretär, der meine Angelegenheiten erledigte, und ich würde nur scheiben. Mein alter, kindlicher Wunsch.

Ich will nicht verraten, wer, es ist ja auch bedeutungslos, die Person ist nicht nur einfach, sondern auch dumm, nicht nur dumm, sondern auch böswillig, sie äußerte diesen feiner als feinen Satz: Ich glaube nicht an Gott, das ist einmal fix, doch vielleicht glaubt er an mich, und dann könnte ich schon für Sie beten, oder? Tränen treten in ihre Augen. Was kann man mit so etwas anfangen. Sicherheitshalber bin ich gerührt.

Ich wollte wieder nur schlafen. Heike hat mir Simenons *Brief an meine Mutter* geschickt. Warum eigentlich? Als hätte ich es bei ihnen erblickt, und wollte wollte wollte es haben. Das lese ich jetzt. Um zu lesen. Denn lesen muss man. Ohne zu lesen, existiere ich nicht. Oder nicht ich. Zwar … kann man ziemlich abstumpfen, es gab so eine Zeit. Was heißt, es gab! Gerade dieser Tage falle ich wieder in diese Grube, immer aufs Neue.

Doch steckt in diesem Lesen auch ein kleines Alibi, um nicht die unaufschiebbaren Briefe schreiben zu müssen. Ich schiebe das Unaufschiebbare auf – schließlich auch eine Art schriftstellerische Aufgabe.

Mittwoch, 4. November 2015

Die Zeit vergeht chaotisch. Ich ward an meinen Körper gebunden. Was ich esse, trinke, und was wie von mir geht. Das würde ich mein Seelenleben nennen. Allerdings ist das eine Übertreibung. Es ist Abend. Meine Ärzte sagen, ich solle mich nicht bedrücken lassen. Das halte ich nicht ein. Dabei wäre es gut. Ich schaue mir Fußballspiele an, Cupspiele am Mittwoch, die sind nicht bauchspeichelabhängig.

Vor langer Zeit (Lachen auf der Galerie) wachte ich so gern auf. Und jetzt schliefe ich am liebsten nur noch weiter. Heutzutage mag ich nicht aufwachen. Vordem packte ich den Tag an, heute aber fällt mir der Tag auf den Kopf.

Freitag, 6. November 2015

Der gestrige Tag hat im Heft keine Spuren hinterlassen. Das Szüts-Buch nimmt Formen an. Spannend. Ich stand gestern in der Sonne. Scheine weiter! Ich verwechsle weiterhin – na ja, alles, was man kann, Zeitpunkte, Aufgaben, Termine. Egal, sei's, wie es sei. Jetzt gerade wird Árpád Göncz beerdigt. Ich würde gern persönlich auf dem Friedhof von diesem wahren und guten Menschen Abschied nehmen. Doch scheue ich das gesellschaftliche Ereignis. Ich schiebe Bauchspeichelchen vor, wobei das eine richtige Alibihandlung ist.

Arbeiten, ruft jemand von innen. Ich.

Samstag, 7. November 2015

Aus Anlass des Namenstages Mittagessen bei Marci. Gans. Hat mir gutgetan. Dann das übliche Sickern, kurzer Schlaf, und schon ist es 6 Uhr am Abend. Ich habe »Jenseits von Afrika« gesehen, zur Hälfte. Um mich an die dritte *Einfache* zu erinnern. Doch um (mich) mit einem Scherz abzutun, ich erinnerte mich nicht.

Gestern habe ich mit Micu zu Abend gegessen. Wie viel wunderbare Feinheit! Und ich befürchte, genauso viel an Ausgeliefertsein und Schutzlosigkeit. Ich würde ihn beschützen wie eine Tigerin ihr Junges. Oder bleiben wir beim bewährten Gepard. Aber das kann nicht sein. Teils bin ich ein schlechter Gepard, teils gehört diese Zerbrechlichkeit zu ihm. Wir haben vieles gemeinsam. Er war hungrig, ich sah ihm beim Essen zu. So alt kann ich gar nicht werden, dass er nicht mein kleiner Sohn bliebe. Bei den anderen ist es auch so, bei ihm aber anscheinend noch mehr. Ich würde gern einen Teil der flehentlichen Gebete zu ihm umdirigieren (also nicht alle?, wie kleinkariert!), die für mein Wohlergehen gebetet werden. Und ich trage mir die Aufgabe auf, jeden Tag für ihn zu beten. Können Väter mehr tun? Ist es denn nicht das meiste, wenn sie still sind, die Zähne zusammenbeißen und für ihre Kinder beten? Oder suche ich nur nach Alibis, weil ich nicht sehe, was ich aktiv tun könnte?

Auch mein Vater war nicht aktiv. Aber er hat mir bei vielem geholfen. Ich habe einfach dies und das bei ihm abgeschaut. Er hat es nicht bemerkt. Das meinte ich damit, dass er geholfen hat, ohne es zu wissen. Genug von Vätern.

Abgesehen vom Hin und Her in meinem Bauch spricht mein Körper nicht von meiner Krankheit. Ein bisschen spricht er doch noch über Schwäche und Schlaflust. Ich sitze zum Beispiel vor dem Fernseher herum wie ein Glas Eingemachtes. Das Eingemachte ist gemeinhin von Dauer.

Ich möchte so gern wieder ein leichtes Herz. Bleiernes Herz.

Denke ich an Micus Gesicht, oder an das von György, erkenne ich, dass ich vielen, die mich ansehen, den Tod in Erinnerung rufe. Das überrascht mich eigentlich immer. Dabei halte ich mich nur so weit für unsterblich wie jeder kerngesunde Athlet. Vielleicht habe ich meine kernige Gesundheit schon erwähnt, wohl mit der Andeutung, im Kern könnte der Wurm drinnen sein.

Dieses oftmalige Anlaufen und Zurückgeworfenwerden, das kleine Zeitschinden in Sachen Blixen-Version, das alles ist von früher bekannt. Auch damals gab es immer aufgeregtes Auf-der-Stelle-Treten, Herumschieben, vor dem Beginnen, vor dem Beginnen mit Großbuchstaben. Es hieß, kopfüber ins Ich-weiß-nicht-was zu springen.

Gestern ein interessantes Gespräch mit Micu über Dramaturgie, Publikum und Wirkung geführt. Und ob ich tatsächlich eine einfache Geschichte schreiben wolle. Mir scheint, ja. Und ja, lange Zeit nahm ich noch an, dass es so war. Doch dann musste ich argwöhnisch die Bewegungen des Materials verfolgen. Nicht gerade eine angelsächsische Attitüde. Ich bin neugierig (?), wie es mit Blixen werden wird.

Ich habe eine Mail mit Genesungswünschen bekommen, mit einem Text von Gerd Theissen darin. Ich will nachschauen, wer das ist. Und mir, wie gewohnt, einverleiben. »Die Bildlosigkeit Gottes wurde zum zweifachen Symbol: Der Mensch soll frei werden gegenüber allem, was er selbst geschaffen hat. Er soll sein Werk mit Gott nicht verwechseln. Aber auch Gott soll frei sein gegenüber allem, was der Mensch über ihn denkt. Der Mensch soll nicht seine menschlichen Vorstellungen mit Gott verwechseln. Gott ist nicht sichtbar im Bild, Gott ist hörbar im Wort. Was sind also legitime Gottesbilder? Alle Vorstellungen und Gedanken, die erkennen lassen, dass er unerkennbar ist. Unerkennbar ist auch der Mensch als Ebenbild Gottes. Auch vom Menschen darfst du dir kein Bild machen, das endgültig ist.«

Der Text passt gut hierher. Theissen ist protestantischer Theologe, auch in Budapest Doktor ehrenhalber. Man sollte ihn lesen. Und was alles noch … Hab dich nicht. Das verbesserte Kiš-Zitat: »Weine, und hab dich nicht so.« –

Es möge nur losgehen, meine Liebe. So müsste es mit allem sein, nur so losgehen können.

Sonntag, 8. November 2015

Ich sitze im László-Krankenhaus, mir wurde Blut abgenommen. Ich lese eine Publikation mit dem Titel »Krebsheilung«, während mein Blut untersucht wird, um mir nachher eine Infusion zu verabreichen. – Warum habe ich das jetzt niedergeschrieben? Als Landschaftsbeschreibung. Ich bin im Nebel losgegangen und im Licht angekommen. Könnte sogar von Coelho stammen.

Montag, 9. November 2015

Mottovorschlag: Nicht einmal einen Hummer kann man in Ruhe essen.

Und schon wieder ist die Zeit husch, wie die Schnecken, ins Land geflogen, so geht es, wenn man nur für einen Augenblick nicht aufpasst. Als wäre ich im Urlaub, so hat es begonnen, ja, vielleicht habe sogar ich den Tag so begonnen. Ich schlief bis

10, mit einer Unterbrechung, und dann lag ich lange in der Wanne. Mir kam mein Vater, genauer gesagt, der Körper meines Vaters in den Sinn. Wie einfach ist es doch, die verbleibenden Haare zu waschen! Auch das gilt als Reingewinn.

Doch dann folgte wieder eine Erinnerungsattraktion. Was denn nun los sei mit meinen anstehenden Terminen. Sind sie abgesagt, oder warten und warten sie nur? Die Stadtverwaltung lässt dem Publikum kalte Speisen bringen und es wartet und wartet, wie in einem Film von Buñuel. Sie langweilen sich nicht, einige von ihnen sagen meine Texte wie ein Gedicht auswendig auf – sie vertreiben sich in meiner großen Bescheidenheit somit die Zeit.

Der PC, das Notizbuch tragen nicht zur Klärung der Situation bei. Auch das: bedrückend. Vielleicht kennt sich mein guter Hanser aus. Gestern zu Mittag gab es ein mächtiges Mittagessen mit Schlachtplatten. Davor spazierte ich noch zur Donau hinunter. Da setzte ich mich auf eine steinerne Mauer, blickte in die Sonne, die Welt, die ich gar nicht sah, flimmerte, und für einen Moment fand ich alles in Ordnung. Diese Welt war allerdings leer, es gab in ihr keine Zeit, somit auch keine Vergangenheit, keine Gegenwart, keine Zukunft, auch keine Menschen, als wäre auch ich niemand, nur ein Sci-Fi-Wesen aus einer Novelle von Lem, etwas, das dieses orangefarbene Pulsieren doch wahrnimmt. Kann es sein, dass ich im Himmel war? Das Himmelreich als das Ende von Gottes Existenz, ihre Kulmination, damit also ihre Liquidation? Das wäre eine eigenartige Theologie. Alles das passierte in der Piroska-Rozgonyi-Straße.

Es gibt Gegenbewegungen, doch mir scheint, mein Leben vollzieht sich auch weiterhin Wort für Wort. Ich weiß nicht, wie ich auf das Sprichwort komme, *Aquila non captat muscas*, ob das von der Bauchspeichelfee kommt oder von woanders, jedenfalls war es für mein Ungarisch nur ein Katzensprung zum

Satz, »Mit Aquavit hingegen kann man sehr wohl Fruchtfliegen fangen«. Was aber wollte ich damit ausdrücken?

Vielleicht gehe ich jetzt doch zu Imres Geburtstagsfest. Es muss über vieles geschwiegen werden, und Imres radikale, scharfe Vernunft kann jederzeit aus seinem armen, von Zeit und Geschichte gepeinigten Körper hervorbrechen, sein Blick kann den sich höflich gebenden (Ver-)Schweiger, der ich bin, enttarnen. Das nehme ich auf mich, die eventuelle Beschämung. Nun, es wird sich weisen.

Dienstag, 10. November 2015

Imres leidender Körper. Wie er seinen Platz im Bett (in der Welt) nicht findet. Sogleich eine kleine dramatische Szene, er steht auf, will mich umarmen und rutscht aus. »Mein Kreuz ist gebrochen.« Gebrochen war ihm zwar nichts, doch musste der Hausarzt gerufen werden. Mitfühlend fasse ich sein Bein an, die geschwollenen Knöchel, seine starke Wade. Noch wohnt Kraft in seinem Körper, wobei alles von der Gebrechlichkeit erzählt.

Eine Zeitlang lasse ich zu, dass mich die Gäste loben, wie gut ich aussehe, und meine Haare auch und überhaupt, aber dann schicke ich sie dorthin, wo der Pfeffer wächst. Kinder, würde ich zusammenfassen, haut ab Richtung Pfeffer. Das nehmen sie glücklich zur Kenntnis.

Imres Blick blitzt ab und zu noch wie vor Zeiten. Doch seine Sätze klappen schon in sich zusammen, es gibt keine Absätze mehr. Er dürfte nicht mehr auftreten. Wer soll seine Würde schützen?

Und ich trank guten Sekt und aß diverse Etwasse mit Schoko. Das Bauchspeichelchen da drinnen hat sich sicher gefreut.

Es ist Abend geworden. Das Herz wieder bleiern. Ein Chaos um das Abendessen. Ich hätte mit Bauchspeichelchen gemeinsam etwas essen sollen, uns etwas Frisches bestellen. Stattdessen tue ich hier unbeholfen mit einem langweiligen Ham and Eggs herum. Ich habe einen Löffel Rahm hineingeworfen, so viel für die Gourmet-Bewegung. Und jetzt das Verlangen nach Schlaf. Kein Mensch rundum. Auch im Spiegel nicht. Ich bin alt geworden. Das muss ohne Selbstmitleid gesagt werden können. Und auch ohne Stolz, denn der kann sich durch ein Hintertürchen hereinschleichen.

Mittwoch, 11. November 2015

Marci-Tag, Sonnenschein nach Marci-Art. Ich schlief wieder bis nach 10. Dann ein gutes kleines Frühstück, sage ich, als wäre ich im Urlaub. Ich will aber nicht urlauben, ich will arbeiten. Eine Idiotie fiel mir ein (f. m. e., wie in der *Verbesserten Ausgabe*, dass mir nämlich etwas einfiel, ich aber dafür keinerlei Haftung übernehme), dass ich kein Mensch sein möchte (wobei viele schöne Sachen mit dem Menschsein einhergehen, wie zum Beispiel die Gulaschsuppe), sondern nur ein gewisses Etwas, reden wir nicht darum herum, ein Gottes-Teil, das durch die Texte zur Vollständigkeit der Schöpfung beiträgt. Nehmen wir an, dass dem tatsächlich so sei, das heißt, dass die Schöpfung nur so vollkommen sein kann. Dann aber stellt sich die Frage, warum das so kompliziert erfunden worden ist. Wir stehen erneut vor der Frage, wozu braucht der Schöpfer den Menschen. Darüber lese ich immer wieder etwas und immer wieder vergesse ich das Wesentliche daran. Das ich also immer wieder nicht verstehe. Ich muss sagen, meine zweifellos vorhandene Klugheit schließt in interessanter Weise, um nicht zu sagen, regenbogenartig, an meine zweifellos vorhandene Dummheit an. Ich glaube, meine Dummheit ist interessanter als meine Klugheit. Meine Dummheit ist, da sie ja auf ziemlich viel echtem Wissen beruht, persönlicher.

Donnerstag, 12. November 2015

Der Vormittag ist gewohnt urlaubsmäßig verflogen, zwischen Zeitunglesen und Aktionen unter dem Motto Mir-ist-die-Pille-weggerollt. Ich gehe im strahlenden Sonnenschein mit Gewalt nicht spazieren. Ich will lieber herumfummeln. Arbeit kann das noch nicht genannt werden.

Freitag, 13. November 2015

Es ist eher ein kleines kulturkatholisches Verneigen als ein Gebet oder Erziehung oder ein Reflex, oder doch ein Gebet – trotz der frommen Worte, ein Gebet hinter den Wörtern, wobei es nicht wahr ist, dass gerade die Wörter das Gebet verdecken, überlagern, in den Schatten stellen; und das war immer schon so (immer bedeutet hier vor der Bauchspeichelei), dass ich, wenn ich mich setzte, an meinen Tisch setzte, so ein wohliges Gefühl dabei hatte, wenn ich sagte: Vater unser, der du bist im Himmel, geheiligt werde dein Name. Ungefähr hier halte ich inne. Doch steckt da kein Trend, kein neuer pharisäischer Trick dahinter, dass gerade das »Dein Wille geschehe« ausgeblieben ist.

Im Übrigen gehört es zu den schwierigsten Geschäften, das Pharisäertum vom Glauben zu unterscheiden. Das Pharisäertum ist immer wirksamer. Und auch leichter. Und schon kann man zur Kasse gehen. Fast gibt es nichts anderes als die Kasse. Fast, denn das lässt sich noch komplizieren: Auch ein Pharisäer ist ein Gläubiger. Nur schlägt er sich dabei auf die Brust. Er ist der Meinung, es gehe in der Geschichte um ihn. Gott kann sich freuen, so tolle Soldaten zu haben. Beim Wort toll bin ich nicht sicher. Das würde ich eigentlich neu formulieren. Eigentlich! Eigentlich was nicht? Es gibt immer mehrere Lösungen, und sie können nicht alle miteinander verglichen werden.

Nach langem (ein Fachausdruck:) Herumscheißen ging ich doch zur Überreichung des Péter-Horváth-Preises. Nette junge Leute. Sie waren verdächtig rücksichtsvoll, was mich aber nicht störte. Man könnte darüber nachdenken, wie diese junge Literatur denn sei, wie sich dies alles ändere, die Situation der Literatur, der literarische Ehrgeiz. Sie sind zugleich objektiv und gefühlvoll, sie möchten zur Wirklichkeit zurückkehren (ich muss einfach einfügen: »zur Wirklichkeit«), und sie sind unendlich literarisch (darin gleichen wir einander gelegentlich), sie hängen in der Luft, wollen ein Publikum und organisieren es sich. Und so talentiert sind sie! Mihály Víg spielte Gitarre. Er murmelte dabei genial vor sich hin. Dann trug er ein Gedicht von Petőfi vor, genauso. Als könnte man diese neuen Texte so nicht gegeninterpretieren, höchstens eine Parodie aus ihnen machen.

Nach dem Mittagessen geschlafen. Ich ging hinaus (Ausflug) bis zum Gartentor und zurück. Die Luft ist weich, aber frisch. Ich höre mich selbst schnaufen. Woher das wohl kommt? Ich schnaufe wie ein Alter. Es war schwer, mit dem Kartoffelauflauf aufzuhören. Ich mache mich mit Milchkaffee wach. Ein spannender Bericht – doch wenigstens ist es ein Freitag der 13. Und was dann? Freilich wäre es auch nicht viel spannender, wenn jetzt Räuber das Haus einnähmen, mir die Feder aus der Hand rissen, und ... und das Tagebuch fortsetzten, dieses Heft also, wobei es nicht ausgeschlossen ist, dass das schon seit langem geschieht. Mich haben sie in eine Ecke geschoben, ich rieche bereits, doch das stört sie nicht, sie schreiben und schreiben. Wenn ich lebte und Einfluss auf diesen Satz ausüben könnte, würde ich jetzt diese Räuber, ungarisch »rablók«, fortan Rabelais nennen, doch will ich das nicht weiter forcieren, vielleicht gibt es sie, doch sie betrachten sich nicht als Räuber. Endlich Leute, die einfach nur sind. (Wir beleben unsere bunten Erinnerungen mit Sackgassen.)

Mein Magen hingegen, der knurrt so kräftig, schwungvoll, stimmenmächtig und ehrgeizig, dass verglichen damit die Symphonie mit dem Paukenschlag lediglich ein verschämt entweichender Darmwind von Engeln genannt werden kann.

Samstag, 14. November 2015

Abend ist es, Abend, Frieden rings und Stille, ich bin der Rings in der Stille. (Entschuldigung, meine Hand bewegt sich eben so, wer mich übersetzt, möge mich erschießen [ist es denn nicht ohnehin schon egal?] oder Selbstmord begehen. Oder bis zur Unmöglichkeit erfinderisch sein.)

Gehöft. Jetzt müde. Auch dort habe ich mich für gut eine Stunde hingelegt. Ich habe jetzt keine Lust zum Schreiben. Zu gar nichts. Der Tag ist zugleich schlecht und gut. Schlecht wegen der Müdigkeit, der Rücksichtslosigkeit, die mich überfällt, und gut wegen der Gespräche bei Guszti (mit Zoli Kovács, Laci Darvasi usw.).

Dienstag, 17. November 2015

Also daraus wird heute kein Satz. Was bin ich doch für ein blutleerer Typ! Ich muss Tage nachtragen. Morgen. Nur nicht heute.

Mittwoch, 18. November 2015

Früher oder später wird es immer heute, könnte der Weise, tief in mir verborgen, sagen. Das Heute hat mich eingeholt. Gäbe es eine winzige Fluchtmöglichkeit? Eine winzige vielleicht schon.

Nachdem ich am Montag Blut bekommen hatte, denn meine einzige Liebe hatte mein Blut aufgefressen und ich war somit blutarm geworden wie eine Arbeiterin am Ende des 19. Jahrhunderts oder ein wohlhabender Deutscher aus einem Roman von Thomas Mann (wie blöde diese Vergleiche auch sind, mich unterhalten sie), begab ich mich in das Capa-Zentrum zur Ausstellung Marcells und seiner Kollegen, noch weit vor der Eröffnung. Marcell zeigte mir alles (Gerhes, Forgács). Es wäre viel Gutes über das Ganze zu sagen. Inzwischen trudelten die Leute ein und ich wollte immer dringender gehen, dann ging ich auch und wartete die offizielle Eröffnung nicht ab. Klassisches Abhauen. Die Leute freuten sich, mich zu sehen, oder eher, mich am Leben zu sehen. Man berührte und streichelte mich leicht. Dies zu absolvieren war nicht einfach, das Abhauen war auch deshalb nötig. Dementsprechend staute sich bei mir irgendeine Erregung oder deren theoretische Möglichkeit. Berührt mich noch einmal jemand mit dieser feinen Rücksichtnahme, erwürge ich ihn. Nur wer mir übelwollte, würde das einen Lustmord nennen.

Gerade jetzt: Vorbereitungen für das Lesetheater am Abend, Mercedes Benz. Ich sollte mich mit den Eintrittskarten beschäftigen, will das aber nicht, würde die Aufgabe gern delegieren, aber niemand im Haus zeigt sich willig. Daher murre ich. Es gibt Spannungen, was sein würde und wie. Entscheidungen über den im Erscheinen begriffenen Band, ob zum Beispiel eine Buchvorstellung vonnöten sei. Viele würden kommen, aber weniger des Buches wegen. Dann lieber nicht. Fremde Entscheidungen wie eigene. Irgendwie muss ich mich noch an dieses neue Dings gewöhnen.

Dauernd läutet das Telefon, ein Albtraum. Lasse ich mich verleugnen, ist es schlecht, wenn nicht, kann es gut oder auch schlecht sein. Irgendwie ist alles schrundig. Meine Tage. Erhöhen wir den Einsatz und fahren wir unsere Zimperlichkeit zurück: Mein Leben. Mein Leben ist schrundig geworden – das klingt hingegen schön. Doch sehe ich eine Möglichkeit, dass es sich glätte. Das ist das Neueste, über die Weise meines Lebens nachzudenken (was nicht das Gleiche ist wie die Lebensweise, aber auch nicht unabhängig davon).

Ich bin doch aufgeregt, ich habe ja eine Präsentation. Ja, dann gehe ich mich anziehen.

Donnerstag, 19. November 2015

Die gestrige Aufführung von *Mercedes Benz* war schön. Ich habe viel Applaus bekommen – oder Bauchspeichelchen eben. Das wird nur noch schwer zu trennen sein. Der heutige Tag war ein Jammertag. Weich, beinahe frühlingshaft, angeblich der letzte dieser Tage. Morgen nur noch Schnee und Tod. Wieder schlechte Laune. Mehr noch, ich sehe keine Möglichkeit der Freude. Arbeit?, würde ich fragen, wie seit vierzig, fünfundvierzig Jahren immer. Morgen Blutkontrolle. Nach der Vorstellung setzten wir uns, ein paar Freunde, in ein nahes Restaurant, Freunde, Essen. Trinken – und dann trieb ich mich doch nur müde herum und versuchte, nicht aufzufliegen.

Ich strenge mich vergeblich an, hier vor dem Papier. Ich wäre auch nicht weit von einem »Herr, hilf!«. Niemand kann helfen. Es wäre denn auch schwer zu sagen, wobei. Aber: Der graue Donnerstag wurde von einem göttlichen Kartoffelgulasch vergoldet.

Nervös, ungeduldig, lustlos, ja: erschrocken. Wer hätte das gedacht?

Freitag, 20. November 2015

Jetzt habe ich keine Zeit, ich muss arbeiten. Die Imperative des Herrn Professor B.s (ich schreibe es jetzt doch schon her, Bodokys), nur keine Ausflüchte, machen Sie sich an die Arbeit.

Und die gute Laborfalvi, die Róza, die will ich schon gar nicht mehr erwähnen.

Zurück von der Blutabnahme, ich sehe weder Zeitungen an noch die Mails. Ich suche nicht nach Unheil. Mein Unheil findet mich ohnehin (Paraphrase nach Sándor Weöres, bei ihm ist das Unheil das Ziel; die Sprache arbeitet).

Samstag, 21. November 2015

Ich versuchte zu beginnen, versuchte, einen Text zu finden, es gelang mir nicht. Ein wenig stumpf. Durcheinander gegessen, vielleicht habe ich deswegen Bauchgrimmen.

Sonntag, 22. November 2015

Was sind das doch für kümmerliche Notizen! Sie bleiben einem im Hals stecken. Ich dachte über Blixen nach und langte bei einem Satz an, wobei ich jetzt den Weg bis dorthin nicht mehr rekonstruieren kann: Nicht genug, dass er ein Mann ist, noch dazu besitzt er einen Schwanz. Dieser Satz lässt sich nicht allein seitens der weiblichen Emanzipation mit den Fingern zerreiben.

Heute war wieder ein Spitalstag. Als ich ankam, beugte sich die Oberschwester gerade lachend aus dem Fenster. Phantastisch, dass jemand bei diesem regnerischen, nebligen Wetter so lachen kann. Ich sagte ihr dann, nach oben hin, sie habe sich herausgebeugt wie eine Prinzessin. Nach einer kurzen Pause: Dann bin ich allerdings der Prinz, der Sie errettet. Neuerliche Pause. Ich wäre nicht gern an Ihrer Stelle. Wir lachen, es nieselt aus dem Nebel. Wie viel Kraft doch in den Menschen steckt, das vergessen wir oft.

Montag, 23. November 2015

Gestern Nacht Herumtapsen im Internet (Internet-Banking), dann war es auf einmal 3. Danach allerdings bis 10 geschlafen. Kurzer Spaziergang im kalten Sonnenschein. Ausgebliebene Telefonate, allgemeines Ausbleiben. Am Schreibtisch zu sitzen, das wäre richtig gut. Schreiben, lesen, schreiben, lesen. Stattdessen scheint mir, jeder frage mich mit gelindem Tadel, warum ich nicht lebe, warum ich nicht mein Leben lebe. Sie machen auch noch Andeutungen, wie viel Bedeutung das für das Schreiben hätte. Unerlässlich viel. Dass das die richtige Radikalität sei.

Ich ärgere mich. Viel, daran muss ich fortwährend denken, das ist so zu viel. Gefühlsmäßig, intellektuell, körperlich. Was gibt es noch? Egal, auch das ist zu viel. Und dann gibt es, von all dem nicht unabhängig, auch noch viel an wenigem.

Dienstag, 24. November 2015

Kalter Glanz. Mein Körper ist kalt. Nehmen wir das als symbolisch an, aber warme Socken würden auch nicht schaden. Bis zum »Mein Herz ist kalt« würde ich mich nicht vorwagen. Mein Herz ist schwer, das kann ich noch vertreten.

Mittwoch, 25. November 2015

Vergeblich startete ich diszipliniert in den Tag, es wurde 11. – Wie, sagen wir einmal, Hemingway einen Löwen gewahrt (vielleicht bleiben wir bei unserem bewährten Gepard), oder wie sich ein dramatisches Ereignis abspielt, nimmt mein dramatisches Ereignis in diesem Augenblick seinen Lauf, als ich die unter den Tisch gefallenen Bücher bemerkte. Wann? Wie? Lauter Geheimnisse der Schöpfung. Ich sehe keinerlei Unterschied zwischen einem Großwildjäger in Afrika und mir. Um den Tisch herumgehen – nein, der Wind kommt von der falschen Seite. Ich werde unter den Tisch kriechen. Mit diesem klapprigen Körper. Ich breche auf.

Ich berichte. Zunächst einmal: Das Knien ist schmerzhaft. Ich ächzte wie ein alter Mann. Oder nicht wie ein alter, nur wie einer mit Knieschmerzen. Mir fiel als Erstes *Aus dem Berliner Journal* von Max Frisch in die Hände, und damit war die Hölle los. Ich begann zu lesen. Dazu hätte ich *Montauk* gebraucht. Dann begann ich *Montauk* zu suchen, vergeblich. Aber Littels *Notizen aus Homs* lag griffbereit. – Also die Tagebücher, tagebuchartige Schriften. Was finde ich von Max Frisch auf Ungarisch? Damit wieder hinein ins Zimmer, die gewohnte Lebensweise der Jäger und Sammler, der Hamstereffekt. Aus irgendeinem Grund kamen auch die Landolfi-Erzählungen hierher. Ich überblicke selbst nicht, wo ich da hineingeraten bin, wenn ich überhaupt geraten bin. Die Knieschmerzen sind weg.

Ein schöner Satz von Frisch: »Gelegentlich wundere ich mich, dass ich 62 werde. Kein körperliches Gefühl davon, dass es in wenigen Jahren zu Ende ist. Wie bei einem Blick auf die Uhr: So spät ist es schon?« Beim halb zufälligen Blättern fand ich noch etwas, doch ich höre damit, mit der Goldgräberei, schon auf: »Es wäre noch einiges zu sagen, o ja, sogar viel, aber es müsste sehr genau gesagt sein und einfach, d. h. ohne literarische Ambition; Flaschenpost.« Jetzt, da ich das niedergeschrieben habe, sinne ich mit mehr Zweifeln darüber nach, ob ich dem, wie früher, beipflichten kann.

Ich bin frisch wie Erdbeeren. Oder eher wie Walderdbeeren. Seht, das ist eine unwahre Behauptung. Zollen wir ihr Respekt. Ich kämpfe mit meiner Stumpfheit. Undiszipliniert verirre ich mich in diversen Tagebüchern. Theoretisch kann das als ein Teil der Arbeit angesehen werden, doch kenne ich es schon zur Genüge, auf diese Weise würde sich die Vorbereitung ins Unendliche erstrecken. Unendlich viel Arbeit kann nur schwer von keiner Arbeit unterschieden werden. Ein, zwei

Tage dürfen so verlaufen, im Wesentlichen aus Genusssucht, doch danach sollte man sich die tägliche Genussportion anderswie verschaffen.

Donnerstag, 26. November 2015

Ich bin kraftlos, dieser Satz trifft jetzt leider am meisten zu. Ich schliefe gern, es ist Nachmittag, Zeit wär's. Mein Bauch grimmt wieder ein wenig.

Und ich legte mich schlafen. Und ich stand wieder auf. Verdammt interessant. – Ich sollte, nein ich werde ins Theater gehen.

Freitag, 27. November 2015

Ich bin hingegangen (*Fácántánc* [Fasanentanz], Béla Pintér; die wunderbare Eszter Csákányi). Ich habe mich halb wohlgefühlt. Auf das »halb« kann man sagen, nicht wohlgefühlt. Dann ziemlich schnell weg, fast schon abgehauen. Das ist aber »vordem« auch schon geschehen. Auch vordem hatte ich keine Freude daran, erkannt zu werden. Es ist 10 Uhr morgens, ein ziemlich disziplinierter Tagesanfang. Für 11 Uhr hat sich ein Handwerker angekündigt, das heißt, ich habe noch eine Stunde für die Arbeit. Das mag ich nicht, wenn ich mir die Zeit dermaßen stehlen muss. Ich bin dessen auch schon entwöhnt. Es war immer umgekehrt, in die Arbeitszeit wurde das andere hineingestopft. Das nennt man vielleicht Egoismus, bemerke ich unter völliger Abwesenheit von Selbstkritik.

Der Handwerker ist gekommen. Er ist sympathisch und intelligent. Was man über mich, insbesondere bezogen auf das Letztere, nicht sagen kann. Ich verstehe ihn kaum (Systemtausch, wessen Pflicht, wessen Kosten), und mich interessiert es auch nicht wirklich. Wobei – lassen wir das.

Ich sitze in meinem Zimmer, er werkt draußen herum. Und ich soll irgendwie nach Dänemark geraten, in die Nähe der Baronin Blixen. Nein, so kann man wirklich nicht arbeiten. Und warum bin ich schläfrig? Heia heia schläfrig?

Ich sitze im Café Angelika und warte auf meinen deutschen Verleger. Nach langem Abwägen und objektiver, doch mehr wichtigtuerischer Beratung stimmte ich für das aufregende stille Mineralwasser. Ich versuche herauszufinden oder mich daran zu erinnern, ob jetzt wohl ich oder ob man von mir etwas wolle. Auch das ist ein Teil des allgemeinen Chaos. Ich würde gern meine Zeit mit dem Lesen von Chaostheorien zubringen.

Eine Definition für das Alter (für das Älterwerden): Die Kellner sind nicht kellnerhaft. Als wären sie nur so von der Straße hereingekommen.

Samstag, 28. November 2015

Gestern ist viel Gutes geschehen. Die Unterhaltung mit Karsten Kredel im Café Angelika. So sympathisch, wie er von der jetzigen europäischen Situation spricht. Man kann ihn auch unschuldig und naiv nennen. Was er sagt, ist sehr, sehr nach meinem Geschmack – und das sehe ich als ein schlechtes Zeichen an. Das sagte ich ihm auch. Das schlechte Zeichen meine ich so, dass keine Chance besteht, die Welt könne sich in eine andere Richtung drehen. Doch kann ich meinem kleinen Kind nicht sagen, antwortete er, du wirst zwar in einer sicheren Welt leben, aber auf deine Freiheit wirst du verzichten müssen. Außerdem gibt es niemals eine vollständige Sicherheit. Wir sperren uns vergeblich ein, man kann sich nicht einsperren. Wir kreisten um dieses Thema. Es tat mir gut, ihn zu umarmen.

Danach wartete ich in der grauen Straßenbahnhaltestelle der grauen Stadt und Bauchspeichelchen fragte mich: Willst du glücklich sein? Oder eher, warum willst du nicht glücklich sein? Dann stach es mich in die Leber. Ich glaube, das war meine Leber. – Pause, hinüber zu meinem Bruder zum Mittagessen.

Klingeling es schneit, flockig fällt der Schnee, weder Pferd noch Schlitten, wir trinken Früchtetee. (Wie ich befürchtete – wie geistvoll!)

Es war ein gutes Mittagessen, ich geriet ein wenig weiter weg vom Geschehen, sozusagen. Das unaufmerksame Dasein. Offenbar gab es einen nicht allzu talentierten, jedoch fleißigen Sartre-Schüler, der diesen Begriff eingeführt hat, ja, der auf dem Rücken dieses Begriffes reitend bestrebt war, sich eine Universitätskarriere aufzubauen. Darüber habe ich keine Kenntnis. Von gut unterrichteten französischen Bekannten war zu erfahren, dass er ein unschöner Mann gewesen sein soll (wie ein ungarischer Enthusiast sagte, glich er Mihály Csokonai Vitéz), und seine Unschönheit wurde durch nichts verdeckt, weder durch Passion noch durch die Persönlichkeit seiner Person. Genug.

Es war schon Abend, als ich bei Szüts ankam. Wo ist es?, überfiel ich ihn. Er wies mit dem Kopf zum Tisch, dort ist der Schuldige. Sehr geistreich, sagte ich unbedacht. Ich will mich nicht so vordergründig loben (»doch was kann ich tun, wenn ich nun einmal so gut bin«), doch über ein Buch (über mein Buch) kann ich mich immer noch so freuen wie seit vierzig Jahren. Auch die Aufregung ist nicht weniger geworden. Jetzt war alles verdoppelt durch Miklós. Er öffnete einen schönen Roten (das ist nicht der Ort für Werbeeinschaltungen, doch so viel kann ich verraten, es war einer aus Szekszárd), wir verkosteten ihn richtiggehend, jedes Mal mit Anstoßen, einander begeistert und dankbar anschauend. Das ist sehr gut, wenn man zu zweit ein Buch macht, dies Einander-anschauen-Können.

Montag, 30. November 2015

Gestern war mir, als hätte mir die Bauchspeicheldame das Schlafittchen gepackt (so etwas gibt es nicht, *am* Schlafittchen packen, das schon), und als hätte sie gesagt, ihr sei das zu wenig, sie wolle mehr, mehr Hingabe und Begeisterung. Sie sprach ganz lieb, nicht einfordernd. Als spräche sie in meinem Interesse. Auch mir kam es so vor. Plötzlich konnte ich mir mein Leben ohne sie nicht vorstellen. Mein ganzer Körper kribbelte ihretwegen. Ich war ganz leicht und stark. So ging ich auf die abendliche – was war das eigentlich?, eine Party. Miklós hatte Bücher mitgebracht, und wir teilten sie aus und schrieben Widmungen, wie eineiige Zwillinge. Na, ihr habt einander aber gefunden, rief uns jemand zu. Wir lächelten bescheiden, farblose Veilchen, doch werde es keine kirchliche Hochzeit geben. Herumblödeln, wie mir das guttat. Alles tat mir gut an jenem Abend, die Menschen, die Unterhaltungen, die Speisen. Es wäre gut gewesen, die eine oder andere Aktualität durchzusprechen, das war an diesem hin und her flackernden Abend ausgeblieben. Auch die Nettigkeiten, die Bauchspeichelchen zuzuschreiben waren, verhielten sich ausgeglichener als sonst, oder aber ich verhalte mich besser zu ihnen. Vergeblich kam ich um 12 nach Hause, ich hing noch bis 3 herum, daher begann der Tag heute nur schwer. Es blieb dann auch so, schwer. Mehrfache Angriffe auf die Arbeit, nichts, genau nichts. Daran möchte ich noch etwas ändern. Doch bin ich der Witterung wegen, wegen des grauen weder Herbstes noch Winters, wegen der Krankheit, meines Alters, egal, weswegen, doch bin ich heute stumpf. Und stumpf kann man nicht gut arbeiten. (Sowas von klug, wie ich bin …)

Das Telefon läutet fortwährend. Keiner von uns verspürt Lust, abzuheben. Ich töte die diesbezüglichen Gewissensbisse in mir ab. Nebenbei gesagt, man kann auch aus Gewissensbissen schreiben.

Das eigentlich lächerliche Gefühl des »ich habe von alldem genug« überfällt mich. Da fällt mir ein, gestern kam jemand heran, erfreut darüber, dass er gesehen und gelesen habe, ich sei über den Berg. Ich zwicke genussvoll zu mit dem Satz: Ich bin über gar nichts hinüber. Rhythmische Pause. Ich weiß gar nicht, in was ich drinnen bin. Doch wo auch immer ich bin, darüber werde ich nie sein. Die ihm verursachte Enttäuschung verursachte mir dezidiert Freude. Warum denn eigentlich? Tat mir mein Übelwollen wohl? Vielleicht war es das. Den ständigen Fluss der guten Absichten ausgleichen. Ich glaube, da hat bloß mein Sinn für Proportionalität funktioniert, in Böswilligkeit bin ich kein richtiger Profi.

Schwach bin ich heute, eine Herbstfliege.

Dienstag, 1. Dezember 2015

Ein disziplinierterer Tag. Mein braver Verleger Nyáry hat mir die Belegexemplare des Buches *Der Schuldige* gebracht. Er freute sich sichtlich darüber, ich tat es schon seit Tagen. Seine Krawatte war beneidenswert. Was mich wieder daran denken lässt, dass ich mich gar nicht kleide, ich trage nur Kleidung. Manchmal habe ich das eine oder andere bessere Stück, doch besitze ich keine Zusammenhänge.

Ein lächerlicher kleiner Schatten an der Sonne, dass ich zum gemeinsamen Hörbuch mit Kertész einen Klappentext schreiben müsste, und irgendwo habe ich darüber schon etwas geschrieben, doch finde ich es nicht. Hingegen bin ich mit Blixen anscheinend weitergekommen. Der Text fließt schön dahin, zwar weiß ich nicht, wohin, und als schnitte ich mir fortwährend die Hände ab. Selbstbeschränkungen.

Nach dem Essen habe ich mich ein wenig hingelegt, dann bin ich hinausgegangen auf die Straße, um durch den dem Spätherbst so gar nicht entsprechenden Frühlingswind aufzuwachen. Ich trödle doch mehr um meinen Körper herum als vor Bauchspeichelchen. Vor Christus, nach ihm, vor Bauchspeichelchen, nach ihm. Oder mag das einfach nur Anmaßung sein? Keine Anmaßung, eher nur Leere.

Mittwoch, 2. Dezember 2015

Weil mir das Herz gestern bis zum Abend schwer geworden war, erwachte ich heute deprimiert. Ich deprimiere. Das sollte ich irgendwie loswerden und dann arbeiten.

Starkes Verlangen, V. Woolfs *Mrs. Dalloway* sofort wiederzulesen. Ich finde es nicht, ein halbe Stunde ist verflogen. Wo gibt es hier eine ruhige Ecke zum Arbeiten? Ich bin im Fauteuil vor dem Fenster versunken und starre nun mit klassisch hoffnungsloser Miene hinaus.

Mit viel Genuss ein Drittel einer klassischen Cremeschnitte verspeist. Davor – wenig – Blut- und Dauerwurst. Ich sitze an meinem Tisch (Woolf mittlerweile wieder da), schließe gelegentlich die Augen und verschwinde aus dieser Welt, wer weiß, wohin.

Ich döse. Jetzt hat sich herausgestellt, dass Cunninghams *Die Stunden*, das inzwischen ebenfalls Gegenstand des Suchens gebildet hat, sich bei meiner Tochter Zsozsó in Berlin befindet. Ich frage nicht, warum, ich schieße wortlos, ermattet und traurig. Wie rotte ich meine Familie aus? – für Anfänger.

Schlangen, nein, Lianen, nein, Tang, als wickelte sich Seetang um mich, als zöge er sich immer fester zusammen. Ich weiß nicht, was dem Seetang entspricht, doch diese Fäden halten mein Leben nieder. Ich kann mich kaum bewegen. Ist Umherirren auch Bewegung?

Samstag, 5. Dezember 2015

Ich habe gar nicht bemerkt, dass so viele Tage ohne Eintrag vergangen sind. Ist der Tag draußen recht heftig, vermindern sich seine Chancen hier im Heft. Heute war ich in der Buchhandlung »Téka« Bücher signieren. Sehr viele Menschen, statt einer Stunde drei, gut und ermüdend. Viele schöne klassische Signiermomente. Es ist Abend, ich bin rechtschaffen müde. Ich hantiere ungeschickt an der Heizung herum. Die Tage lassen sich nur mit mehr Fleiß einfangen, erhaschen, erwischen.

Sonntag, 6. Dezember 2015

Micus-Tag. Wieder Abend. Müde, und dabei sollte ich jetzt eigentlich arbeiten. Ich las die vernachlässigten Tage mit den ungeduldigen (somit nutzlosen) Einträgen: Ich habe am Mittwoch einen Fehler gemacht, ich hätte zur Buchvorstellung des Faust gehen sollen. Am Morgen mit Miklós im Klubradio. Manche sagen, es sei gut gewesen, manche, dass es weniger gut war, doch wir müssen wissen, dass es nicht gut war. Das könnte und sollte auch weiter erörtert werden, aber siehe ungeduldig. Am Freitag, den 4., mit Elöd Juhász in seiner Radiosendung – über die Zeit, über die Musik und über Zoli Kocsis. Dann aber wurde ich immer müder und besuchte die Party der Teilnehmer am Preis Prima Primissima nicht mehr. Ich sollte auch noch ausführen, wie phantastisch gestern das Signieren war und was für rührende Aufmerksamkeiten dabei zutage traten. Danach waren wir im Restaurant Kiskakukk.

Donnerstag, 10. Dezember 2015

Wohin sind Montag, Dienstag und Mittwoch entschwunden? Der Montag verging mit harter Arbeit, zuerst das Signieren der hundert nummerierten Exemplare (im Atelier Miklós'), dann eine »Fernsehdiskussion« über das Buch. Kein Fernsehen, vielmehr Internet, Facebook oder so etwas, Werbung für das Buch anstatt einer Buchvorstellung. Halbe Stunde Schlaf auf Miklós' Sofa. Sofaliegen. Ich schlief dann auch sofort ein. Dann ging ich noch in die Szkéne, zur Vorstellung von *Elisabeth I.*, unter der Regie von Rémusz Szikszai. Auch darüber könnte-sollte ich länger. Diese Aufzeichnungen sind langweilig. Ich höre denn auch auf damit.

In der Morgenstunde gab es wieder einiges an Innehalten, wie ein Filmriss, ich stehe da, schaue vor mich hin und denke nicht einmal an nichts. Auch daran nicht, woran ich überhaupt denken sollte. Dann ein Blick in den Spiegel und mir kommen die Tränen, fast schon vor Selbstmitleid. Das müsste verleugnet werden, so lächerlich ist es. Ja, und mein linker Oberschenkel (die Prothese) tut mir weh, ziemlich stark. Hier höre ich auf.

Freitag, 11. Dezember 2015

Ich verbiete den Gebrauch des Wortes Heizkessel im Haus (in meiner Nähe). Übrigens funktioniert er jetzt, zu Mittag gerade. Am Vormittag Interview für das Inforadio. Ich würde meine Leistung dabei nicht als brillant bezeichnen. Herumgerede, Schwimmen, dazwischen ein, zwei gute Momente. Die Aufzeichnungen aus dem Advent zum Thema Mutzi sind dem PC abhandengekommen. Ich habe sie bis jetzt wieder zusammengeklaubt. Alles in allem hat so der Tag ziemlich mies begonnen. Das viele Dies und Das langweilt mich. Und mein Oberschenkel tut mir weh, zu allem Überfluss, die Prothese.

Freitag, 25. Dezember 2015

Wunderbar, dieses Heft hat mich zwei Wochen lang nicht gesehen. Ich darf gratulieren. Der letzte Satz ist auch jetzt aktuell:

Mein Oberschenkel tut mir weh, die Prothese. Ich hätte Lust zu beten, die Bibel zu lesen. Und was hindert mich daran? Nichts.

Samstag, 26. Dezember 2015

Fast bis 1 im Bett, Schlaf. In diesem Sessel tut mir der Oberschenkel, die Prothese immer weh. Ich muss mich nur hersetzen und schon ist der Satz da. Am heutigen Tag war bis jetzt (15 Uhr) nichts Weihnachtliches. Jetzt will ich also ein wenig in der Bibel lesen. Beziehungsweise das, was ich auch gestern gelesen habe: Reza Aslan, *Zelot*. Es ist still im Haus. Zsozsó ist mit den Ihren bei der Schwiegermutter. Gitti hat Temperatur. Ich messe mich nicht. Noch nie habe ich mich so viel mit meiner Garderobe beschäftigt (damit herumgeschissen). Welchen Bezug mag das zur Bauchspeicheldrüse haben? Immer wieder mache ich neue und bedeutende medizinische Entdeckungen. Ich gebe sie gratis an meinen Doktor Bodoky weiter.

Ich bin stumpf, schläfrig, schwach.

Montag, 28. Dezember 2015

Ich bin stumpf, schläfrig, schwach. Ich weiß nicht, womit der gestrige Tag vergangen ist. Am ehesten mit Schläfrigkeiten. Wie übrigens auch der heutige. Ich schlief bis nach 10 und legte mich um halb 1 wieder hin. Dann wieder von neuem. Jetzt versuche ich, etwas an Kraft oder Disziplin zusammenzuraffen. Lesen. Und mich nicht vom Tagesgeschäft, CT-CD, solchen Sachen, bedrücken zu lassen. Mein Arzt versucht, mir alles abzunehmen, was ich beinahe zulasse.

Freitag, 1. Januar 2016

Abend. Der Tag der Pläne. Kein Plan. Gestern Silvester gefeiert. Müde, aber wohlauf. Heute bis Mittag geschlafen. Dem Ende zu das Neujahrskonzert aus Wien. Am Nachmittag alle bei Mitisch. Sie sind nett. Fühle mich schwach.

Montag, 4. Januar 2016

Határőr-Gasse 18, CT. Eine blasse Erinnerung daran, dass ich trinken soll. Ich trinke. Jetzt ist das alles, was ist. Es gibt nichts zu notieren. (Ein schlechter Satz, zu notieren gibt es immer etwas. Müsste es immer geben.) Ich lese lieber ein wenig Daisy während des wartenden Trinkens. Dieses Gesöff steigert angeblich die Durchfallswahrscheinlichkeit. Aber erst am Abend, angeblich. Ich will später zurückblättern, wie es bei der anderen CT war, wann eigentlich?, vielleicht im September. Das habe ich schon früher einmal versprochen, schwant mir. Ich weiß nichts, alles schwant nur. Ein Schwanen, das bin ich.

Samstag, 9. Januar 2016

Wir sind von Montag auf Samstag gesprungen. Bei den Indianern hieße ich Gebremste Feder. Oder Lahmes Handgelenk, der große Nichtschreiber. Ich taumele herum, vielleicht ist das das richtige Wort. Doch auch das zu schreiben habe ich keine Lust, also schreibe ich es auch nicht. Und doch habe ich gestern den Kurtág-Text gemacht. Gar nicht so schlecht geworden.

Dienstag, 12. Januar 2016

Gestern Margit-Krankenhaus, am Morgen. Blutabnahme, EKG, Harn. Wir suchen die Antwort auf die Frage: »Warum huste ich?« Jetzt am Nachmittag hole ich die Befunde und Gutachten. Auf diese Weise ist es, bitteschön, schwer, eine Arbeitsordnung herzustellen. Dabei habe ich das Aufstehen um 9 herbeigezwungen. Aber dann musste ich irgendein Pensionsdings erledigen und signieren. Damit ist es 1 Uhr geworden, meine wertvollste Tat war das Verzehren eines weichen Eis, eines tadellosen. Und jetzt ein kleines Mittagessen.

Mittwoch, 13. Januar 2016

Gestern Abend hingegen Gesellschaft und gesellschaftliches Leben bei Závada, und extra für mich ein sehr guter Rotwein von Kerékgyártó. (Im Nachhinein bedanken!)

Verworren – was eigentlich? Zum Beispiel ich. In diesen täglichen Kleinigkeiten. So zum Beispiel: Wo ist es nicht peinlich, aufzutreten. Darüber will ich gar nicht weiter sprechen. Dasselbe auf der Ebene der Verlage. Auch diese Zeilen sind verworren.

Donnerstag, 14. Januar 2016

Um 9 beschwerliches, das heißt graduelles Aufstehen, Dusche, Frühstück. Gestern Abend fast eine Stunde Medikamenteneinnahme. Die Sonne scheint, sie strahlt, aber ich habe keine Lust zum Spazierengehen. Irgendwie zu viele Kontakte zu zu vielen Menschen. Oder war das immer so? Es ist schon wieder Mittag, 1 Uhr. Ich bin wieder schläfrig, aber ich kämpfe.

Freitag, 12. Februar 2016

Ich hatte nicht gedacht, hier so lange nichts geschrieben zu haben. Auftritte, kleine Texte. Vorgestern ein Abend für Végel, gestern für Bujdosó. Und beide waren gut, sie taten mir auch gut, aber. Da ist ein Aber. Irgendwie sollte ich nicht das machen, sondern blixenieren, was auch immer das bedeuten mag. Was heißt, was auch immer? Das heißt, einen Roman schreiben. Was der Roman und was das Romanschreiben sei, da kann man schon Fragezeichen anbringen.

Jetzt, am Vormittag, macht mir mein Magen oder eher mein Bauch zu schaffen. Er grimmt und fällt durch. Theoretisch ist das nicht erschreckend, aber man könnte auch viel Schlimmes denken. Was ich nicht denke, aber ich wimmere laut. Beziehungsweise so, dass man mich nicht höre, weil man dann, nicht ohne Logik, erschrecken würde.

Mit einem Wort, ich schmerze, und so ist es schwer, was auch immer zu machen. Nicht zu machen ist auch schwer. Ich fühle mich ebenfalls schwer. Eine große Bleikugel in meinem Bauch, in meinen Gedärmen. Da ist aber schon mehr Poesie drin als Erfahrung.

Viele kleine Verpflichtungen, die mich auffressen. Das ist eigentlich ein bauchspeichelunabhängiges Problem, doch wird es dadurch noch verstärkt.

Sonntag, 14. Februar 2016

Nur selten werde ich beschuldigt, mit jemandem zu sympathisieren. (Nach Helen Mirren im Film: »Madame Mallory und der Duft von Curry«.)

Montag, 15. Februar 2016

Ich setzte mich in mein Zimmer und ging unter den Heften verloren. Mindestens zwei Stunden irrte ich ohne jeglichen Nutzen herum. Das hat etwas Naturgegebenes, man kann sich nicht das eine oder andere Mal im Zimmer aufhalten, man muss immer dort sein. Es war, als gewöhnte ich mich zurück.

Mittwoch, 17. Februar 2016

Der Montag verflog mit dem Kurtág-Konzert, der gestrige Tag nur so. Ein Treffen mit den Kurtágs. Die wahre Freude. Über wie vieles könnte man im Zusammenhang mit ihnen schreiben. Größe zu sehen und auch das, worin sie besteht. Ich riskiere zu sagen, in der Aufmerksamkeit. Wie Kurtág aufmerken kann. Nicht aus Höflichkeit, sondern von innen her, so richtig. Manchmal spricht er mich an wie einen gleichrangigen Kollegen. Warum auch nicht, könnte ich mit natürlicher Großspurigkeit fragen, doch überrascht mich das immer wieder. Vielleicht deshalb, weil ich seit langem schon weiß, wer er ist. Als ich noch – was denn? Selbst die Zeitpunkte stimmen nicht. Da war ich schon was. (Rückwirkend habe ich ein Vielleicht gestrichen. Vielleicht wäre vielleicht mein meist gebrauchtes Wort, wenn ich meine Sätze gelegentlich nicht ringsum beharken würde.)

Ich habe mir das recht poetisch vorgestellt (es klänge besser, wenn ich sagte, ich habe das geträumt, doch erwarte ich mir etwas davon, dass ich hier hinschreibe, was geschehen ist; nicht, dass die Ehrlichkeit ihren gebührenden Lohn bekommt – beziehungsweise warten wir einmal: Doch, ich wollte doch so etwas, dass das zurückgezahlt wird, nicht vom Himmel, nicht von der Erde, sondern vom Text; wobei ich anmerke, ich halte von der persönlichen Ehrlichkeit der Autoren nicht viel, eine Privatsache, da zucke ich nur die Achseln; wäre ich konsequent, müsste ich das auch jetzt tun; oder können wir uns vorstellen, dass die Ehrlichkeit des Textes ausnahmsweise mit der Ehrlichkeit des Autors in Verbindung steht?, dass vielleicht [!] die Tagebücher von dieser Art wären?, ich glaube das nicht; sollte daraus je ein Buch werden, so weiß ich es in diesem Augenblick nicht, dann möge es in dieser Widersprüchlichkeit stehen; ich möchte glauben, dass diese Widersprüchlichkeit mir gehört, ja was wäre ich ohne meine Widersprüche?, langsam habe ich genug davon, gehen wir aus der Klammer heraus), ich stellte mir vor, dass meine Einzige im Schutze der Nacht (der Schutz der Nacht gehört schon zum poetischen Teil) aus meinem Körper hinauskriecht, darüber möchte ich keine Witze machen, dass sie das rücklings tut, und sich zunutze macht, dass ich diese Zeilen mit Bleistift geschrieben habe (warum, das habe ich schon vergessen), und mit einem mächtigen Radiergummi alles, aber auch wirklich alles ausradiert. Wie groß würde der

Haufen der Fusseln sein? Sie säße dann laut lachend neben dem Haufen. Was glaubst du, fragte sie mit neckisch zur Seite geneigtem Kopf, wäre der ausradierte Text aus den Radierfusseln rekonstruierbar? Ich müsste sie zu ihrer Hure von Mutter zurückschicken, so sie eine hat, oder auch nicht (kann sein, dass ich die verhurte Mutter meines Bauchspeicheldrüsenkrebses bin), doch vielleicht ist der Text tatsächlich rekonstruierbar. Wut und Schmeichelei, wie so oft schon.

Nach der Stille hebt sie an, von meinem *tragischen Potential* zu sprechen, dass ich nicht alles hinter meinem zweifellos großzügigen Projekt des Unernsten verbergen kann. Oder in der Idiotie der bereits erwähnten ontologischen Heiterkeit. Dass sie vom tragischen Potential der Seele spräche, ich hingegen von dem der Worte. Das gibt es einfach nicht, krakeelt sie, dass nur die Worte, dass alles die Worte, dass alles durch Worte …

Gern würde ich ihr ins Gesicht schreien, auch du bist nur ein Wort, und zwar ein schönes, hör' nur: Bauchspeicheldrüsenkrebs, doch ich schweige, ich weiß, ich habe nicht recht. Ich weiß, dass du nicht nur ein Wort bist. Trotz alledem, fick dich mit meinem tragischen Potential. Wenn du verstehst, was ich meine, blöde Gans.

Sonntag, 28. Februar 2016

Hier müsste ich offenbar die Frage nach dem Verbleib der ausgebliebenen Tage abhandeln, offenbar auf Zetteln, dem werde ich nachgehen oder auch nicht, aber jetzt muss ich schnell einen Satz, ja, vielleicht einen Gedanken niederschreiben. Welcher daraus erwachsen ist, dass es zu Mittag Fisch geben wird. Der Fisch aber heißt auf Ungarisch »hal«, diese Silbe findet sich im Wort für Tod »halál« wieder, eine Silbe, ein Wort, das jeder meidet. Und jetzt kommt, was ich festhalten wollte: damit bin ich in einen sprachlichen Raum geraten, in dem ich ganz allein und einsam bin. Und ich kommentiere mit homerischem Gelächter, während jeder andere weint oder weinen möchte oder wütend ist, weil ich nicht weine.

Eine Tagebucheintragung von Kosztolányi (ich bin ganz zufällig darüber gestolpert [András Veres: *Kosztolányi Ady-komplexuma* (Kosztolányis Ady-Komplex), Balassi Verlag, 2012] – und konnte das Buch nur sehr schwer weglegen, so spannend war es): »Das Einzige, was ich zu sagen habe, wie klein der Gegenstand auch sein mag, den ich zu fassen bekomme, ist, dass ich sterben werde.« Ich sehe ein, das Einzige, was ich zu sagen habe, ist kleiner als das. Was ich zu sagen habe, wie klein der Gegenstand auch sein mag, den ich zu fassen bekomme, ist, dass ich lebe. Grundsätzlich stehe ich jetzt dem Tod näher als vor vierzig Jahren, doch sehe ich nicht, dass sich daran etwas geändert hätte.

Wir legen das Ohr an die Schienen, ob wir ein verdächtiges Grollen vernehmen, aus dem wir die Gefahr im Voraus heraushören können, die Tonfetzen des außerplanmäßigen Unheilszugs, dies sagte jetzt der Ministerpräsident im Fernsehen. Wer mag seine Reden schreiben, welcher Genius? Ich würde gern von ihm lernen. – Ich mag das Gehörte nicht analysieren, wobei (!) auch ich zitiert werde.

An nichts zu glauben ist schwer. Gibt es aber einen Glauben, der nicht zum blinden Vertrauen führt? Solches und Ähnliches erörterte ich mit meinem protestantischen Bruder, während dieser Dreck in mich hineintropfte. – Ich war mir sowas von sicher, dass dieser Satz am Ende noch einen Haken haben würde. Darum bin ich, sagte ich zu Bauchspeichelchen, worunter ich im Wesentlichen die Frage verstehe, wozu (wozu, zum Teufel nochmal, um mich zu wiederholen) du bist.

Montag, 29. Februar 2016

Fernsehen bis 5 Uhr früh, wartend auf den Oscar für den Film »Sauls Sohn«. Stille Freude, als er ihm zugesprochen wurde. Und jetzt unausgeschlafenes Herumgehen. Ich schlage die Zeit tot, das ist der richtige Ausdruck. Und sie verendet dann auch. Gestern dachte ich oft an Bauchspeichelchen. Ich will es mit B. abkürzen, denn ich will nicht in der fortgesetzten Koseform leben (oh Herr). Rückwirkend will ich es auch noch korrigieren, das ist jetzt mein Plan. Mit wie vielen Worten tue ich das, habe ich es schon getan? Jetzt möchte ich nicht scherzen, dass das eine verbesserte Ausgabe wäre, doch darüber grüble ich schon nach, gleichsam auf theoretischer Basis, ob jeder Text eventuell einen Urahnen hat, in den man dann hineinkritzelt. Mir war also, als schaute ich mit B. gemeinsam fern, zu zweit, Wein bechernd, gelegentlich in die Küche schleichend, um vom immer kleiner werdenden Wiener Schnitzel abzubeißen. Es war saftig und knusprig zugleich. B. ist still, fühlt sich offensichtlich wohl, fordert nichts, hockt dankbar in meinem Inneren. Wir teilen uns die Freude über den Erfolg von »Sauls Sohn«.

Telefongespräch mit Guszti. Ob ich den Onkologen X kenne und was ich von ihm wisse, was er für ein Mensch sei, denn er müsse wegen einer Strahlenbehandlung zu ihm. Es gehe ihm sehr schlecht, starke Schmerzen, auch in den Knochen, nicht einmal liegen könne er. Guszti zählt die Leiden so locker auf – ich finde keinen Vergleich. Er erzählt so heiter, es ist ganz und gar unglaublich. Eine unglaubliche Leistung. Und das ist keine Höflichkeit oder Überlegung, wie bei mir, glaube ich, ich meine, dass ich die anderen nicht mit diesem neuen Selbst belaste. Geschmacklos würde ich sagen, wir feixen gut gelaunt, wie zwei zum Tode Verurteilte. Er hat irgendwelche Morphiumpflaster gegen die Schmerzen bekommen. Ich denke mit echter, großer Hochachtung an ihn. Und auch sein Schreiben entspringt dieser leichten Heiterkeit – mit der gewohnten Stärke, Schärfe und unangreifbarer Reinheit. Wir denken normalerweise nicht an ihn wie an einen großen Menschen, doch er ist einer. Wie man zu sagen pflegt (ich pflege es zu sagen): sowohl menschlich als auch künstlerisch.

Ich bin nicht hingegangen, bin doch nicht zum Klassentreffen des Gymnasiums gegangen. Um die Mittagszeit war mir schlecht, ich aß gar nicht zu Mittag, wartete bis zum letzten Augenblick, aber nichts änderte sich. Zsolt war mit den Seinen gekommen, um mich abzuholen, ihnen sagte ich es. Dann legte ich mich nieder und schlief an die zwei Stunden. Jetzt versuche ich, einen Sinn in meinen Tag zu schmuggeln. Einen Sinn schmuggeln – kann auch ein Beruf sein. Welche Strafe steht wohl darauf? Er ist beim Sinnschmuggeln ertappt worden.

Derzeit denke ich überhaupt am meisten an B. Davon (oder ich weiß nicht, wovon) erfasste und erfasst mich noch immer eine schwer definierbare Schwäche. Ein kleines Zittern in der Bauchgegend, dazu fühle ich mich so elend, bin so elend, dass mir die Tränen in die Augen schießen. Ich beweine nicht mich selbst, ich weine nur so ziellos in die Welt hinein. Das ist irgendwie nicht so romantisch, ich sollte es trockener (ohne Tränen?) beschreiben, darüber schreiben. In der *Verbesserten Ausgabe* war ich ängstlich bestrebt, einen Unterschied zwischen Weinen und Tränen zu machen. Also, mir geht es unerwartet elend, samt und sonders elend. Dabei gibt es jetzt gar keinen neuen Grund dafür. Doch es schlägt Wellen, wie mir scheint.

Dienstag, 1. März 2016

Ich liege da in der Blutbank. Hier waren wir schon einmal, nicht wahr. Ich bin angeschlossen worden, das Blut strömt in mich hinein. Und das ist angeblich gut für mich. Auf dem Herweg rief Marcell an und berichtete, dass unser Haus schrille, und die Leute von der Versicherung hätten ihm das gesagt und so weiter. Ich bürde dem Armen das alles auf. Ist ein Fenster aufgegangen? Ich weiß es nicht. Habe ich meinen Stock nicht hier vergessen?, fragt eine heisere Stimme. Als befänden wir uns im bekannten Witz. Aber wir sind nicht dort. Auch hier gibt es Korridore, voller kranker oder krank scheinender Menschen. Die Schwester empfiehlt dem neben mir Liegenden rote Früchte. Als hätte man mir das auch einmal gesagt. Und Cola trinken gegen – gegen was? Vielleicht gegen Brechreiz. Mir geht es gut, sagt die lachende Schwester. Ihre Lachbereitschaft als Berufstugend. Mehr noch, sie kann auch schallend lachen. Und sie fliegt immerfort wie ein Weberschiffchen hin und her. Wie viel Können, vielleicht Erhabenheit – in der normalen Arbeitszeit!

Der Wind hatte die Terrassentür aufgedrückt, das war der Grund für den Alarm. Ich war es, der die Tür nicht richtig geschlossen hatte, darüber werde ich aber Stillschweigen bewahren. Blödsinn. Ich erinnere mich sogar noch an die Bewegung, die das Fehlen der Bewegung gewesen ist.

Mittwoch, 2. März 2016

Ich möchte gern glauben, wenn die Sonne scheint, gebe es keine Probleme. Das geht nicht. Schade, dass das ein Unsinn ist. Ich schlafe fast ein beim Schreiben, dabei habe ich in der Nacht an die sieben Stunden geschlafen. Ich wälzte mich oft herum, auch der Oberschenkel tat mir weh. Als hätte ich nicht allein geschlafen. Ja was sonst! Jetzt werde ich nie mehr allein sein. B. wird immer mit mir sein. Ich verbessere das Immer in Ewig.

Schlafen wäre schön, es ist halb 1. Diese Hefte werden doch noch ein Buch ergeben. Wo habe ich darüber geschrieben? In einem Brief an den Verlag? Einerlei. Jetzt beginne ich, das Bisherige in die Maschine zu schreiben. Irgendwo muss ich es abschließen und natürlich weiterschreiben. Das wäre ein hinreichend guter letzter Satz: Ich verbessere das Immer in Ewig.